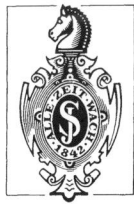

Günther Trams (Hrsg.)

Die gestörte Frühschwangerschaft

Mit 82 Abbildungen

Springer-Verlag
Berlin Heidelberg New York
London Paris Tokyo
Hong Kong Barcelona

Prof. Dr. GÜNTHER TRAMS
Frauenklinik
Zentralkrankenhaus St.-Jürgen-Straße
St.-Jürgen-Straße
D-2800 Bremen 1

ISBN-13: 978-3-540-52303-1   e-ISBN-13: 978-3-642-75540-8
DOI: 10.1007/978-3-642-75540-8

CIP-Titelaufnahme der Deutschen Bibliothek
Die gestörte Frühschwangerschaft / Günther Trams (Hrsg.). – Berlin; Heidelberg; New York; London; Paris; Tokyo; Hong Kong; Barcelona: Springer, 1990

NE: Trams, Günther [Hrsg.]

Gesamtherstellung: Petersche Druckerei GmbH & Co. Offset KG, 8803 Rothenburg ob der Tauber
2121/3130-543210

Herrn Professor Klaus Thomsen
zum 75. Geburtstag gewidmet

Vorwort

Unter dem Begriff „gestörte Frühschwangerschaft" werden unterschiedliche Krankheitsbilder zusammengefaßt, die uns bei differentialdiagno-
stischen Überlegungen mitunter erhebliche Probleme bereiten können.
Dies gilt insbesondere für die Abgrenzung eines frühen drohenden Abortes von einer extrauterinen Gravidität. Die hohe Empfindlichkeit radio-
immunologischer Nachweismethoden für Schwangerschaftsproteine und
die zunehmende Leistungsfähigkeit moderner Ultraschallgeräte haben
eine immer frühere und exaktere Schwangerschaftsdiagnostik ermöglicht. Dies hat zur Folge, daß die früher häufig notwendige langwierige
konservative Behandlung einer letztlich nicht mehr intakten Frühschwangerschaft unter dem Bilde eines Abortus imminens nicht mehr
notwendig ist. Andererseits sehen wir immer seltener Patientinnen im
hypovolämischen Schock aufgrund einer Tubarruptur, statt dessen la-
paroskopieren wir aber Patientinnen zum Ausschluß einer Tubargravidität häufig in einer so frühen Phase, daß die sichere Diagnose auch
dem Erfahrenen mitunter Schwierigkeiten bereiten kann. Dies wird
auch durch Untersuchungen deutlich, die zeigen, daß trotz steigender
Inzidenz von ektopischen Graviditäten in den Industrieländern die Mortalität bei diesem Krankheitsbild deutlich abgenommen hat.

Unbefriedigend gelöst sind nach wie vor die therapeutischen Probleme beim imminenten und insbesondere beim habituellen Abort. Für
einige Patientinnen haben sich in den letzten Jahren immunologische
Behandlungsmöglichkeiten aufgetan. Es gilt aber auch hier, die Gren-
zen dieser Behandlung aufzuzeigen und damit vor einer kritiklosen
Anwendung zu warnen. Für die Behandlung der Tubargravidität hat
sich das Spektrum der Möglichkeiten erheblich erweitert. Neben den
mikrochirurgischen Techniken stehen uns für rechtzeitig diagnosti-
zierte Fälle auch das pelviskopische Operieren und sogar medikamen-
tös-konservative Behandlungsmethoden zur Verfügung.

Die hier aufgezeigten Probleme wurden im Rahmen eines Symposiums im Oktober 1988 in Bremen abgehandelt. Die Behandlung des
Themas der gestörten Frühgravidität unter verschiedenen Gesichts-
punkten und die seinerzeit rege Diskussion haben uns veranlaßt, die-

sen Überblick auch einem größeren Leserkreis in schriftlicher Form zugänglich zu machen. Da aus diesem Grunde die Manuskripte erst nach der Tagung erstellt und zwei weitere Beiträge noch zusätzlich mit aufgenommen wurden, ist die inhaltliche Aktualität dieses Bandes gewährleistet.

Ich hoffe, daß die in diesem Buch enthaltenen Informationen dem Leser Anregungen und Hilfestellungen bei seiner täglichen Arbeit in Praxis oder Klinik geben können.

Bremen, 1990   Prof. Dr. G. TRAMS

Inhaltsverzeichnis

Mitarbeiterverzeichnis

Die Anschriften sind jeweils bei Beitragsbeginn angegeben

Die gestörte Frühschwangerschaft

P. Berle[1]

Als Einleitung in den folgenden Themenkreis soll der Versuch eines allgemeinen Überblicks über die Inzidenz der gestörten Frühschwangerschaft gemacht werden. Das Thema der gestörten Frühschwangerschaft hat in den vergangenen 1–2 Jahren in der klinischen Forschung und Diskussion an Interesse gewonnen.

Während in den 60er Jahren epidemiologische Gesichtspunkte im Vordergrund standen, wurden diese in den 70er Jahren durch Aspekte der Therapie verdrängt, wobei die radioimmunologischen Bestimmungsmethoden zahlreicher endokriner Parameter dieser Entwicklung Vorschub leisteten. Mit der Möglichkeit, sehr exakt endokrine Parameter im Nano- und Mikrogrammbereich im Serum zu bestimmen, konnten auch neue ätiologische, pathogenetische oder gar prognostische Überlegungen angestellt werden. Es gab eine Flut von Publikationen über die prognostische Bedeutung von Progesteron, 17-β-Östradiol, β-HCG und HPL im Serum, Parameter, die sich aufgrund der doch nicht ausreichenden Sensitivität in der Klinik nicht durchsetzen konnten.

Ende der 70er Jahre wurden die endokrinologischen Themen durch die Ultraschalltechnik in den Hintergrund gedrängt. So verschafften uns die ersten Arbeiten aus England erstmals einen Überblick und Einblick in vivo in die Amnionhöhle während der ersten Wochen nach der Konzeption. Mit dieser Ultraschalltechnik und der in den nächsten Jahren immer besser werdenden Auflösbarkeit des Bildes konnten wir Details des Feten und der Amnionhöhle erkennen, die uns bislang verborgen waren, die aber die Diskussion um die bedrohte und gestörte Frühschwangerschaft substantiell veränderten.

Letztendlich hat die Renaissance dieser Thematik ihren Ursprung in zwei Umständen:

1. in der Möglichkeit, den immunologisch bedingten habituellen Abort durch Prophylaxe bzw. Therapie effektiv angehen zu können,
2. in der Chorionbiopsie, die in die pränatale Diagnostik eingeführt wurde.

Die Methode der Chorionbiopsie ist bestechend einfach; für ihre Propagierung ist die Kenntnis ihrer Abortrate allerdings unabdingbar. So mußten wir sehr schnell feststellen, daß der Abortrate von etwa 2–4% nach zervikalem und

---

[1] Dr.-Horst-Schmidt-Kliniken, Frauenklinik, Ludwig-Erhard-Str. 100, D-6200 Wiesbaden

1–2% nach abdominalem Vorgehen bei der Chorionbiopsie keine relevanten Vergleichszahlen aus normalen Graviditäten gegenüber standen. In großen epidemiologischen retrospektiven Studien lag wohl die Abortrate in der 10. Woche bei ca. 10%, diese Zahl war aber nicht zu verwerten, da in ihr die Missed abortions enthalten sind, deren Anteil aber nicht exakt bekannt war.

Wie die Ultraschalltechnik unseren Kenntnisstand vorangetrieben hat und wie wenig wir davor wußten, wird an der Diagnose des Missed abortion deutlich. Während wir heute durch die Ultraschalldiagnostik innerhalb einer Woche zwischen der 8. und 10. Woche Vitalitätszeichen oder auch fehlende Vitalitätskriterien objektivieren können, galt vor dieser Zeit, daß die Diagnose Missed abortion nur dann gestellt werden konnte, wenn die Patientin genügend lange beobachtet wurde, wobei „3–4 Untersuchungen in Abständen von je 3–4 Wochen durch denselben Arzt erfolgen" sollten, da dadurch das fehlende Wachstum des Uterus festgestellt werden konnte (Pschyrembel 1958).

Mit der Ultraschalltechnik, die heute Allgemeingut in der Diagnostik der drohenden Fehlgeburt ist, kann bei Auftreten von Symptomen einer vermeintlich bedrohten Schwangerschaft (z.B. Blutungen) die nicht mehr intakte Schwangerschaft oder ein Abortivei nachgewiesen werden. Die in sehr sorgfältigen Studien erarbeiteten Prozentzahlen über die Inzidenz von Fehlgeburten in Abhängigkeit von Gestationswoche und Alter der Schwangeren behielten wohl weiterhin ihre Gültigkeit, sagten aber nichts aus über den Zeitpunkt des Fruchttodes. Wissenschaftliche Informationen über therapeutische Effekte bei Blutungen in der Frühschwangerschaft mußten, vorsichtig ausgedrückt, relativiert werden.

Wie bedeutsam für prognostische Überlegungen bei Blutungen in der Frühschwangerschaft das Wissen um eine noch intakte Schwangerschaft ist, ist auf Abb. 1 zu erkennen. Bei 45% der Patientinnen, die zwischen der 8. und 14. Woche mit Blutungen eingewiesen wurden, konnte durch Ultraschalluntersuchungen in unserem Krankengut ein Missed abortion oder ein Abortivei objektiviert werden. In diesen Fällen kommt es unweigerlich zur Ausstoßung des Schwangerschaftsprodukts.

Wenn wir diesen Anteil der nicht therapiefähigen Missed abortions aus unserer Betrachtung eliminieren und nur jene Patientinnen mit Blutungen berücksichtigen, bei denen der Vitalitätsnachweis erbracht wurde, dann errechnet sich nur noch eine mittlere Abortrate von 10% (Tabelle 1) dieser „life abortions". Allerdings differieren die Werte der einzelnen Autoren um das 4fache. Diese sehr unterschiedlichen Abortraten können nur dadurch erklärt werden, daß das Krankengut nicht homogen und nicht unbedingt vergleichbar ist. Möglicherweise differiert auch der Zeitpunkt der Ultraschalluntersuchungen. Je früher der Vitalitätsnachweis durch Ultraschall geführt wird, um so größer ist die Abortrate bis zur 12. Schwangerschaftswoche. Embryonen mit Herzaktionen in der 7. Woche weisen nämlich m.E. eher genetische Defekte auf, die möglicherweise mit dem weiteren Leben nicht vereinbar sind, als

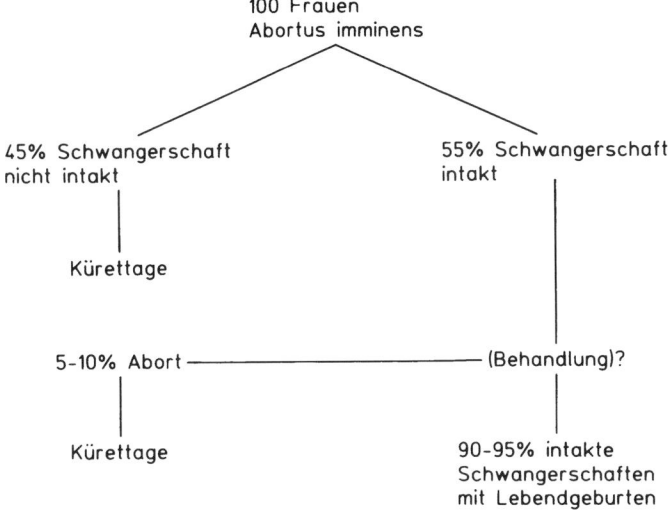

100 Frauen
Abortus imminens

45% Schwangerschaft
nicht intakt

55% Schwangerschaft
intakt

Kürettage

5-10% Abort ——————————— (Behandlung)?

Kürettage

90-95% intakte
Schwangerschaften
mit Lebendgeburten

Abb. 1. Verlauf der Schwangerschaften bei uterinen Blutungen zwischen der 8. und 12. Schwangerschaftswoche

Tabelle 1. Zusammenstellung der in der Literatur erwähnten Abortraten nach Blutungen in der Frühgravidität

Autoren	Gestations-wochen	Anzahl der Patienten	Abortrate [%]
Jouppila, Kovisto (1974)	6.–20.	143 (10)	7,0
Zanke et al. (1979)	6.–16.	114 (15)	13,6
Bennett, Kerr-Wilson (1980)		817 (75)	9,3
Anderson (1980)	ab 7.	74 (2)	2,7
Eriksen et al. (1980)	6.–20.	115 (9)	8,0
Duff et al. (1980)	6.–20.	69 (29)	4,2
Jouppila (1980)	ab 9.	188 (19)	10,0
Berle, Hölzel (1981)	7.–15.	110 (6)	5,4
Batzer et al. (1983)	ab 6.	98 (10)	10,0
Mantoni (1985)	7.–15.	127 (17)	13,0
Kowatsch et al. (1986)	7.–16.	72 (2)	2,8
Wilson, Kendrick (1986)	8.–12.	220 (12)	5,4
Nyberg et al. (1986)	6.–20.	69 (3)	4,2
		2216 (209)	9,43 (?)

Embryonen mit Herzaktionen in der 9.–10. Woche, die somit bis zur 10. Woche noch zum Missed abortion werden können.

Wenn in 45 von 100 Schwangerschaften ein Missed abortion zu Blutungen in den ersten 12 Wochen führt und von den restlichen 55 Schwangerschaften noch weitere 5 abortieren, dann sind von den insgesamt 50 Aborten also 90% Missed abortions oder Abortiveier und nur 10% sog. „life abortions" (Robinson 1972). Würden wir aus den großen Zahlen der Literatur früherer Jahre die eigentliche

Tabelle 2. Geschätzte Abortrate (in %) in Abhängigkeit von Alter und Parität (missed abortion und Abortivei nicht enthalten). Die Angaben in Klammern entsprechen der geschätzten maximalen Abortrate, wenn der Anteil von Missed abortion u. Abortivei 81% der Aborte beträgt

Geburten	Alter			
	bis 25 Jahre	25–29 Jahre	über 29 Jahre	zusammen
0	0,6 (1,2)	0,7 (1,38)	1,6 (2,48)	0,96 (1,68)
1	1,02 (1,4)	0,6 (1,2)	1,2 (2,08)	0,94 (1,56)
2 u. mehr	1,5 (2,88)	0,7 (1,36)	1,2 (2,28)	1,13 (2,17)
Mittelwert	1,04 (1,82)	0,66 (1,31)	1,33 (2,28)	

Abortrate nach vorhergehendem Vitalitätsnachweis hochrechnen, so müßten wir diese Abortraten um 90% reduzieren. Hierdurch erhielten wir eine Vergleichsgruppe, mit der eine einigermaßen kompetente Aufklärung über die Abortrate nach Chorionbiopsie erfolgen könnte.

Eine derartige Hochrechnung habe ich mir erlaubt und vor kurzem in der Zeitschrift *Der Gynäkologe* (Berle 1988) publiziert (Tabelle 2). Es errechnet sich eine mittlere Abortrate bis zum 25. Lebensjahr von 1,04%, im Alter von 25–29 Jahren von 0,66% und im Alter über 29 Jahre von 1,33%. Setze ich großzügigerweise die Irrtumswahrscheinlichkeit für diese Hochrechnung bei 100% an, so beträgt der Anteil der Missed abortions nicht 90, sondern 80% und die Rate der „life abortions" nicht 10, sondern 20%. In diesem Fall liegt die mittlere Abortrate (Zahlen in Klammern) im Alter bis zu 25 Jahren bei 1,82%, im Alter von 25–29 Jahren bei 1,31% und im Alter von über 29 Jahren bei 2,28%. Ich bin der Meinung, daß diese Zahlen Anhaltszahlen sind, die ohne weiteres im Rahmen der Aufklärung über die Chorionbiopsie benutzt werden können, da exakte Zahlen der Abortrate nach Vitalitätsnachweis bis zur 10. Woche ohne jegliche Blutungen bislang nicht vorliegen.

Vergleicht man diese geschätzten altersabhängigen Abortraten mit den inzwischen vorliegenden Zahlenangaben über Spontanaborte nach erfolgtem Vitalitätsnachweis bis zur 12. Woche, so liegen die geschätzten Prozentzahlen deutlich niedriger. Es wird untersucht werden müssen, ob die Kollektive, aus denen wir unsere tatsächlichen Spontanabortraten ermittelt haben, repräsentativ sind, oder ob es sich hierbei schon um Risikogruppen handelt. Meistens lagen schließlich besondere Gründe dafür vor, daß die Patientinnen schon in der frühen Schwangerschaft einer Ultraschalluntersuchung in der Klinik zugeführt wurden. Anhaltspunkte für diese Annahme haben Abortraten aus zwei gynäkologischen Praxen ergeben (Berle in Vorbereitung).

Zum anderen sind die in der Literatur angegebenen Prozentsätze sehr divergierend. Die mittleren Abortraten aus 5 Publikationen betragen bis zum 25. Lebensjahr 2,3%, in der Altergruppe von 25–29 Jahren 3,06%, bei den 30–34 jährigen 3,6% und bei den Frauen ab 35 Jahren 10,6%. Bis zum 29. Lebensjahr liegt die höchste beobachtete Fehlgeburtsrate mit 6,1% um einen

Tabelle 3. Gesamtverlustrate objektivierter Schwangerschaften

DFG-Studie (1983)	9,5% (8641 Schwangerschaften)
Kalifornienstudie (1980)	10,6% (31 917 Schwangerschaften)
Mittelwert	10,05%

Geburten/Jahr	Aborte/Jahr
~ 600 000	~ 60 000 (objektivierte Schwangerschaften)
	~ 40 000 („biochemische" Schwangerschaften)
	~ 100 000

Tabelle 4. Ausstoßungsrate in Abhängigkeit vom Alter der Schwangeren

Alter	Nach Blutungen in der Frühgravidität			Ohne Komplikationen		
	Alter	n	[%]	Aborte	n	[%]
<25	0	45	0	1	39	2,5
25–29	2	40	5,0	1	56	1,78
30–34	2	22	9,0	3	119	2,52
≥ 35	2	5	40,0	3	54	5,55
	6	112	5,36	8	268	2,98

Faktor 4 höher als die niedrigste. Die Spannweiten der Mittelwerte in den anderen Altersgruppen sind ähnlich hoch.

Die Zukunft muß zeigen, ob die kalkulierten Abortraten, errechnet aus insgesamt 40 000 Schwangerschaften (Tabelle 3), zu niedrig sind und somit den tatsächlichen Abortraten nicht entsprechen. Wenn auch unser eigenes Krankengut noch zahlenmäßig gering ist, so richten wir uns auf Grund der großen Streuung der in der Literatur angegebenen Zahlen in der Aufklärung über die Chorionbiopsie unserer Patientinnen nach eigenen Zahlen. Unter Berücksichtigung des Alters der Schwangeren fanden wir bei Frauen unter 25 Jahren eine Ausstoßungsrate in unserer Kontrollgruppe von 2,5%, in der Altersgruppe von 25–29 Jahren von 1,78%, im Alter von 30–34 Jahren von 2,5% und bei Frauen ab 35 Jahren von 5,55%. Hieraus errechnet sich ein Mittelwert von 2,98% (Tabelle 4). Im Vergleich hierzu liegt die Ausstoßungsrate nach Blutungen in der Frühgravidität bei nachgewiesenen Herzaktionen mit 5,36% nur unwesentlich höher. Diese in unserem Krankengut errechneten Mittelwerte sind somit ohne weiteres vergleichbar mit jenen in der Literatur.

In jenen 6 Fällen unseres Krankenguts, bei denen es nach einem positiven Vitalitätsnachweis zwischen der 8. und 12. Schwangerschaftswoche noch zum Abort kam, wurde das Abortmaterial pathologisch-anatomisch sehr sorgfältig untersucht (Prof. Müntefering, Mainz). Die Ergebnisse dieser Untersuchungen erscheinen deshalb bemerkenswert, wenn auch die Zahlen noch sehr gering sind, weil bei der Hälfte dieser 6 Aborte eine Chorioamnionitis nachgewiesen

Tabelle 5. Komplikationen im weiteren Schwangerschaftsverlauf nach Blutungen in der Frühschwangerschaft

	Nach Blutungen in der Frühgravidität	Keine Blutungen in der Frühgravidität
Erneute Blutung	9,8% (11)	0,5% (1)
Zervixinsuffizienz	9,8% (11)	3,5% (7)
Vorzeitige Wehen	9,8% (11)	2,5% (5)

wurde, ohne daß es sich hierbei um einen vorzeitigen Blasensprung gehandelt hatte. In einem Fall war ein intrauteriner Fruchttod wegen einer Trisomie, in einem weiteren ein Hydrops unklarer Genese, aber mit deutlichen Entwicklungsstörungen der Plazenta Ursache des Aborts und nur in einem Fall ein intrauteriner Fruchttod ohne Nachweis irgendwelcher pathologischer Veränderungen der Plazenta oder des Feten. Bemerkenswert sind mir diese Andeutungen deswegen, weil gerade in letzter Zeit Infektionen bei gestörter Frühschwangerschaft als mögliche Aborturusachen diskutiert werden und durch eine Prophylaxe möglicherweise reduziert werden könnten. Es wäre zu diskutieren und zu prüfen, ob nach Blutungen in der Frühschwangerschaft und bei intakter weiterbestehender Schwangerschaft ein bakteriologischer Abstrich aus der Zervix entnommen werden sollte, um möglicherweise nach Keimtestung eine gezielte Therapie, sei es lokal oder systemisch, bis zur 17. oder 20. Schwangerschaftswoche durchzuführen.

Auch scheinen mir die Komplikationen im weiteren Schwangerschaftsverlauf nach Blutungen in der Frühschwangerschaft erwähnenswert, da erneute Blutungen, eine Zervixinsuffizienz und auch vorzeitige Wehen sehr viel häufiger als in unserer Kontrollgruppe aufgetreten sind (Tabelle 5). Hiermit wird das schon in der Literatur bekannte Phänomen der größeren Gefahr einer drohenden Frühgeburt nach Abortus imminens bestätigt.

Hinsichtlich der Abortrate nach Chorionbiopsie möchte ich noch 2 Publikationen erwähnen: die Veröffentlichung von Jackson aus dem Jahre 1987 und die BMFT-Studie aus dem Jahre 1988, an der sich alle Zentren in Deutschland beteiligten. Die Verlustrate nach Chorionbiopsie beträgt in dem Krankengut von Jackson 5,99%, in der BMFT-Dokumentation 7,2% (Stand 30. 06. 1987), wobei die Spannweite der Werte der einzelnen Zentren extrem differiert. In unserem eigenen Krankengut liegt die Abortrate nach transzervikaler Chorionbiopsie bei 100 Chorionbiopsien mit 3% (3/100) sehr niedrig und somit praktisch nicht höher als in der Kontrollgruppe (2,98%). Sie ist jedoch deutlich geringer als die Abortrate jener Patientinnen, bei denen die Frühschwangerschaft durch Blutungen kompliziert war.

Die weitere Erforschung des immunologisch bedingten habituellen Aborts könnte, zusammen mit der heute möglichen Therapie, auch neue Aspekte für die Epidemiologie und die Inzidenz des Aborts eröffnen. Ich denke hier insbesondere an jene Missed abortions, die genetisch nicht erklärt werden können und die möglicherweise auf Nidationsstörungen und im weitesten Sinne auf immunologische Störungen beruhen. Eventuell ließe sich durch diese neuen Erkenntnisse der Anteil der Missed abortions reduzieren.

Gerade in der Sterilitätsbehandlung, sei es nach rein endokrinologischer Therapie, nach In-vitro-Fertilisation oder nach intratubarem Gametentransfer, ließe sich der Anteil der Missed abortions besonders gut feststellen, da diese Patientinnen in der Regel einer besonderen klinischen Kontrolle unterworfen sind. Leider liegen bis heute darüber keine Informationen vor. Es ist nicht anzunehmen, daß der Anteil der Missed abortions noch größer ist. Da die Abortrate jedoch nach jeder Sterilitätsbehandlung erhöht ist, wäre es interessant zu erfahren, welche tatsächlichen Ursachen für die höheren Abortraten in diesen Gruppen verantwortlich zu machen sind.

Ob sich die Effektivität des Reproduktionsgeschehens im allgemeinen und somit auch die Abortraten noch verändern lassen, wird, so meine ich, weitgehend davon abhängen, ob der Anteil der Missed abortions reduziert werden kann, da die „life abortions" mit einem Anteil von nur 10% zahlenmäßig kaum ins Gewicht fallen dürften. Im Einzelfall jedoch kann durch eine weitere Analyse der Ursachen eine Prophylaxe oder Therapie ermöglicht werden und sich segensreich auswirken.

Literatur

Berle P (1988) Spontanabortrate in der Frühschwangerschaft. Gynäkologe 21:93–98
Gilmore DH, McNay MB (1985) Spontaneous fetal loss rate in early pregnancy. Lancet 1:107
Gustavii B (1984) Chorionic biopsy and miscarriage in first trimester (letter). Lancet 1:562
Informationsblatt 4 „Pränatale Diagnostik an Chorionzotten". Stengel-Rutkowski S, Kanter H (vorm. Hansen-Kube), Murken J
Jackson L (1987) CVS lastet news. No. 23, November 24. 1987. Philadelphia: Division of Medical Genetics. Jefferson Medical College
Pschyrembel W (1958) Praktische Geburtshilfe. de Gruyter, Berlin
Robinson HP (1972a) Detection of fetal heart movement in first trimester of pregnancy using pulsed ultrasound. Br Med J 4:466–468
Robinson HP (1972b) Sonar in the management of abortion. J Obstet Gynecol Br Cwlth 79:90
Siddigi TA, Caligaris JT, Miodovnik M, Holroyde JC, Mimouni F (1988) Rate of spontaneous abortion after first trimester sonographic demonstration of fetal cardiac activity. Am J Perinatol 5:1
Wilson RD, Kendrick V, Wittmann BK, McGillivray BJ (1984) Risk of spontaneous abortion in ultrasonically normal pregnancies. Lancet 2:920–921
Wilson RD, Kendrick V, Wittmann BK, McGillivray BJ (1986) Spontaneous abortion and pregnancy outcome after normal first trimester ultrasound examination. Obstet Gynecol 67:352–355

Sonographische Aspekte
der normalen und der gestörten Schwangerschaft
im ersten Trimenon

W. Holzgreve und B. Gerlach[1]

Einleitung

Im 1. Trimenon der Schwangerschaft ist neben den klinischen und biochemischen Überwachungsmethoden die Sonographie besonders hilfreich, da Fragen nach der Vitalität einer Frühgravidität, nach dem korrekten Gestationsalter, dem Ausschluß von Extrauterinschwangerschaften und Entwicklungsanomalien etc. mit keiner anderen Technik besser beantwortet werden können.

Obwohl aus grundsätzlichen Erwägungen die Frage nach der Sicherheit einer Ultraschalluntersuchung in der Frühschwangerschaft nicht abschließend beantwortet werden kann, gibt es bisher keine positiven Beweise für schädigende Effekte bei den im diagnostischen Bereich üblichen Sektor-, Linear-array- oder Dopplersonographien [1, 2].

Inzwischen stehen neben der 1965 in Münster weltweit zum ersten Mal geburtshilflich eingesetzten transabdominalen Echtzeit (Real-time)-Sonographie auch transvaginale Ultraschallsonden zur Verfügung [3, 4], mit deren Hilfe höherfrequente Sonden näher an das Untersuchungsziel herangeführt werden können. Für die transabdominale Ultraschalluntersuchung ist in der Regel eine volle Blase als „Wasservorlaufstrecke" erforderlich; bei der transvaginalen Sonographie ist eine volle Blase eher störend. Bei der transabdominalen Sonographie hat man sich in Fällen, in denen zum Füllen der Blase durch Trinken keine ausreichende Zeit bestand, z.B. bei dringendem klinischen Verdacht auf eine Extrauteringravidität, damit beholfen, die Harnblase durch Applikation von ca. 600 ml Flüssigkeit über einen Blasenkatheter vor der Untersuchung schnell aufzufüllen [5]. Dies ist bei der transvaginalen Sonographie nun nicht mehr nötig, und darüber hinaus sind Auflösung und Aussagekraft wegen der höheren Frequenzen der Sonden bei der letztgenannten Untersuchungstechnik in der Regel noch höher. Ein Vorteil der transabdominalen Sonographie dagegen ist, daß diese weniger invasiv und damit psychisch weniger belastend für die Patientin ist und auch von einem männlichen Untersucher

---

[1] Zentrum für Frauenheilkunde der Westfälischen Wilhelms-Universität, Albert-Schweitzer-Str. 33, D-4400 Münster

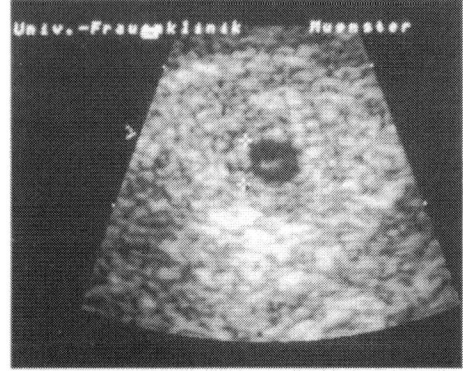
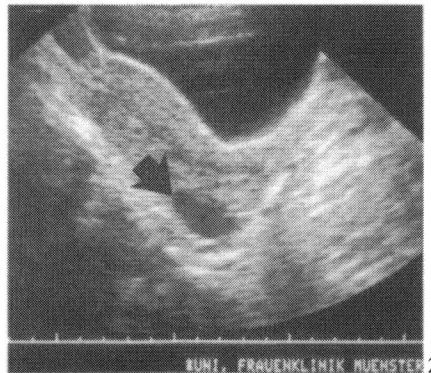

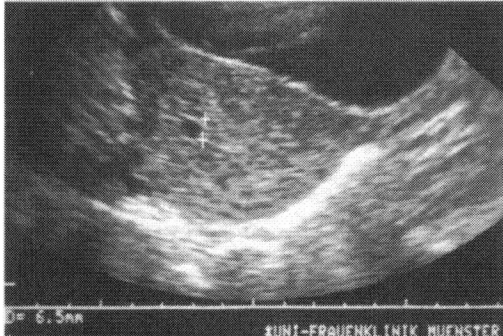

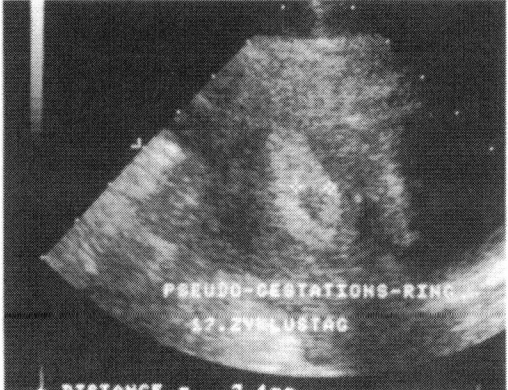

Abb. 1. Transvaginales Ultraschallbild einer intrauterinen Fruchthöhle von 2,9 mm Durchmesser

Abb. 2. Transabdominales Ultraschallbild (Längsschnitt) einer Fruchthöhle von 3 mm Durchmesser bei gut gefüllter mütterlicher Harnblase. Im Douglas-Raum kann man etwas Flüssigkeit erkennen *(Pfeil)*

Abb. 3. Sonographisches Querschnittbild einer intakten Gravidität der 5. SSW p. m. Der charakteristische, etwas exzentrisch in Richtung auf einen Tubenwinkel gelegene Implantationsort ist sichtbar

Abb. 4. Zentral im Endometrium gelegener, etwas unscharf begrenzter mittzyklischer Pseudogestationsring

in Abwesenheit einer weiblichen Begleitperson eher alleine durchgeführt werden kann.

Bei allen im folgenden behandelten Aspekten der normalen und gestörten Frühschwangerschaft werden die Möglichkeiten der transabdominalen und transvaginalen Sonographie gemeinsam berücksichtigt, da u. E. beide Methoden nicht zueinander in Konkurrenz stehen, sondern sich gegenseitig ergänzen sollten.

Obwohl in der Embryologie das Schwangerschaftsalter vom Zeitpunkt der Befruchtung an gerechnet wird, werden im folgenden im Einklang mit den geburtshilflichen und sonographischen Traditionen die Menstruationsalter der Schwangerschaft (gerechnet vom 1. Tag der bekannten oder angenommenen letzten Regel) verwendet.

Früheste sonographische Nachweismöglichkeit einer Schwangerschaft

Die bereits kurz nach der Befruchtung eintretenden hormonellen Veränderungen führen zu einer Vermehrung des Blutflusses zum Uterus, zu einer sonographisch ebenfalls erkennbaren Verdickung des Endometriums und schließlich zur Nachweismöglichkeit des sog. Gestationssackes. Transvaginal ist in der Regel bereits eine intrauterine Fruchthöhle von 3 mm Durchmesser darstellbar (Abb. 1), aber bei gut gefüllter Harnblase ist auch mit der transabdominalen Technik ab der 5. Woche p.m. die Darstellung einer intrauterinen Fruchthöhle möglich (Abb. 2). Eine intakte Fruchthöhle liegt charakteristischerweise exzentrisch im Endometrium (Abb. 3) und unterscheidet sich dadurch von dem eher zentral im Cavum uteri gelegenen mittzyklischen Pseudogestationsring, der im Gegensatz zur Fruchthöhle in der Regel auch nicht scharf begrenzt ist (Abb. 4). In der 5. SSW erreicht die Fruchthöhle einen mittleren Durchmesser von 5–6 mm, entsprechend einem β-HCG-Wert von 500–3000 IU/ml unter normalen Verhältnissen. Auch die Werte des Schwangerschaftsproteins (SPI) korrelieren gut mit dem sonographisch auf Grund der Fruchthöhlengröße bestimmten Schwangerschaftsalter [7].

Im Gegensatz zur Sonographie erlaubt die Bestimmung der biochemischen Parameter aber nicht den Ausschluß einer Extrauteringravidität. Wegen der sehr geringen Wahrscheinlichkeit des gleichzeitigen Vorliegens einer intra- und extrauterinen Gravidität [8] ist bei entsprechend verdächtiger Anamnese bzw. Symptomatik bereits der sonographische Nachweis einer intrauterinen Fruchtanlage ein sehr wichtiger Schritt zum Ausschluß einer Extrauteringravidität.

Dottersack

Kurz nachdem im Verlauf einer normalen Schwangerschaft ein Fruchtsack darstellbar ist, wird der kreisrunde Dottersack mit charakteristischem echogenen Rand und echoloser Binnenstruktur im Ultraschallbild sichtbar. Dieser ist embryonalen Ursprungs, liegt aber extraamnial (Abb. 5). Speziell mit hochfre-

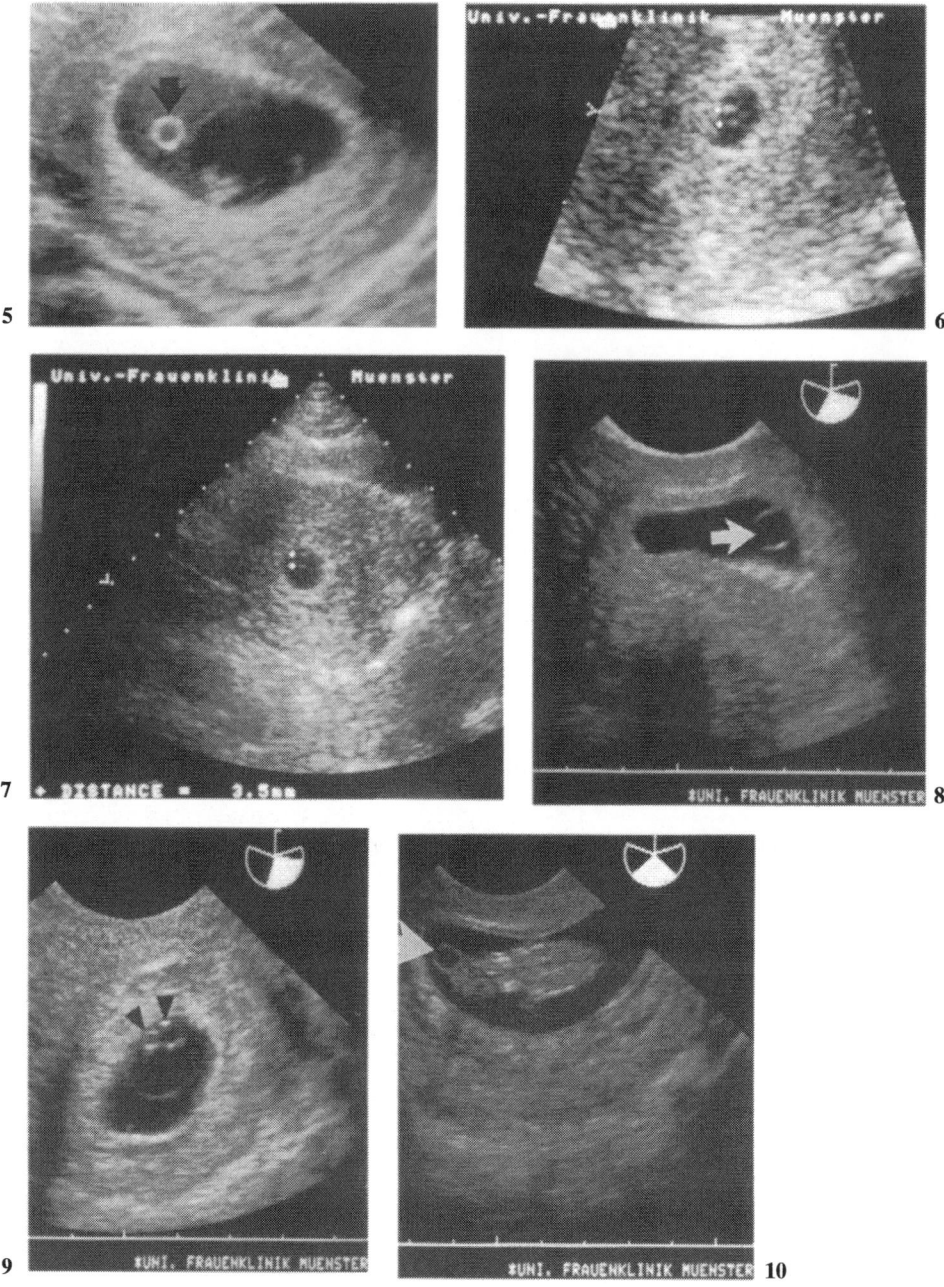

quenten transvaginalen Ultraschallsonden läßt sich daher bereits nach 5 Schwangerschaftswochen allein durch die Darstellung eines Dottersacks ein Windei ausschließen [9]. Die Abb. 6 zeigt das transvaginale Ultraschallbild eines Dottersacks von 1,4 mm Durchmesser am Ende der 5. SSW, die Abb. 7 ein transabdominal aufgenommenes Bild eines Dottersacks von 3,5 mm Durchmesser zu Beginn der 6. SSW.

Der Meßwert des Dottersacks steigt bis zum Ende der 10. SSW kontinuierlich auf 5,5 mm an; bei einem Durchmesser von über 7 mm (Abb. 8) muß von einer Störung der Schwangerschaft ausgegangen werden. Auch bei einem für die Schwangerschaftsphase zu kleinen Dottersack liegen häufig Anlagestörungen vor. Gelegentlich finden sich bei gestörten Schwangerschaften morphologische Anomalien des Dottersacks im Sinne von Doppelbildungen (Abb. 9). Manchmal liegt der Dottersack zwischen der 7. und 10. SSW so nahe am sich entwickelnden kindlichen Köpfchen (Abb. 10), daß Überweisungen in unsere Ultraschallabteilung zum Ausschluß einer vermeintlichen kindlichen Enzephalozele vorgekommen sind.

Embryonalstruktur

Bereits nach 6 vollendeten Schwangerschaftswochen kann transvaginal die Embryonalstruktur mit kindlicher Herzaktion im Real-time-B-Bild identifiziert (Abb. 11a) und, wenn bei unklarem Echtzeitbild nötig, durch M-mode-Untersuchung bestätigt werden (Abb. 11b). Mit modernen Ultraschallgeräten kann man in der Regel gleichzeitig mit dem Erkennen der Embryonalstruktur die Herzaktion ab einer Scheitel-Steiß-Länge von 3 mm nachweisen. Bei unscharf im Chorion abgrenzbarer Embryonalstruktur kann die kindliche Herzaktion gelegentlich der einzige klare Hinweis auf eine intakte Schwangerschaft sein (Abb. 12).

Abb. 5. Sonogramm einer Gravidität der 7. SSW. Der Dottersack *(Pfeil)* liegt deutlich erkennbar im extraamnialen Raum *(grauer Bezirk)*

Abb. 6. Transvaginales Ultraschallbild eines Dottersacks von 1,4 mm Durchmesser im Fruchtsack am Ende der 5. SSW

Abb. 7. Transabdominales Ultraschallbild eines Dottersacks von 3,5 mm Durchmesser im Fruchtsack zu Beginn der 6. SSW

Abb. 8. Darstellung eines Dottersacks von 8 mm Durchmesser *(Pfeil)* bei einer gestörten Frühschwangerschaft. Im Fruchtsack ist keine Embryonalanlage erkennbar

Abb. 9. Ultraschallaufnahme einer Fruchthöhle mit klar erkennbarem Amnionsack und zwei ungleich großen Dottersäcken in einer ansonsten leeren Fruchthöhle

Abb. 10. Sonographische Darstellung einer Schwangerschaft in der 8. SSW. Der Dottersack *(Pfeil)* liegt so nahe am kindlichen Köpfchen, daß als Überweisungsgrund der Ausschluß einer vermeintlichen kindlichen Enzephalozele angegeben worden war

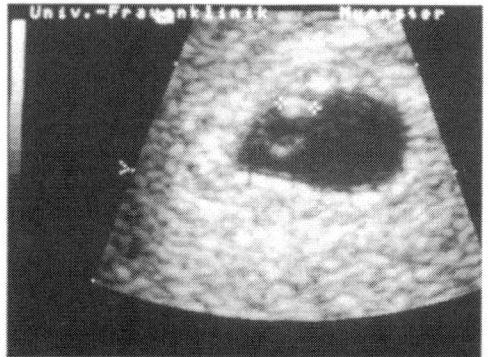

a

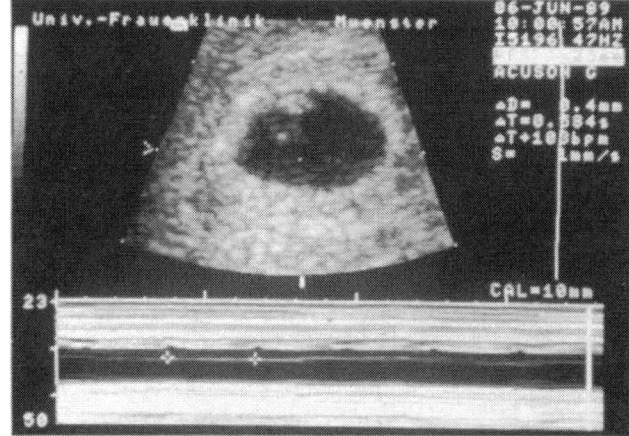

b

Abb. 11a,b. Embryonalstruktur in der 6. SSW. **a** Darstellung der Scheitel-Steiß-Länge von 3 mm, **b** Dokumentation einer positiven Herzaktion von 103 Schlägen/min bei demselben Fall

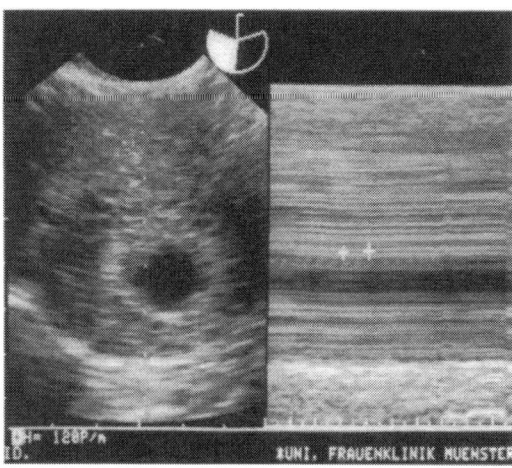

Abb. 12. Dokumentation der kindlichen Herzaktion von 120 Schlägen/min im Real-time-B-Bild und gleichzeitig M-mode zu Beginn der rechnerisch 7. SSW

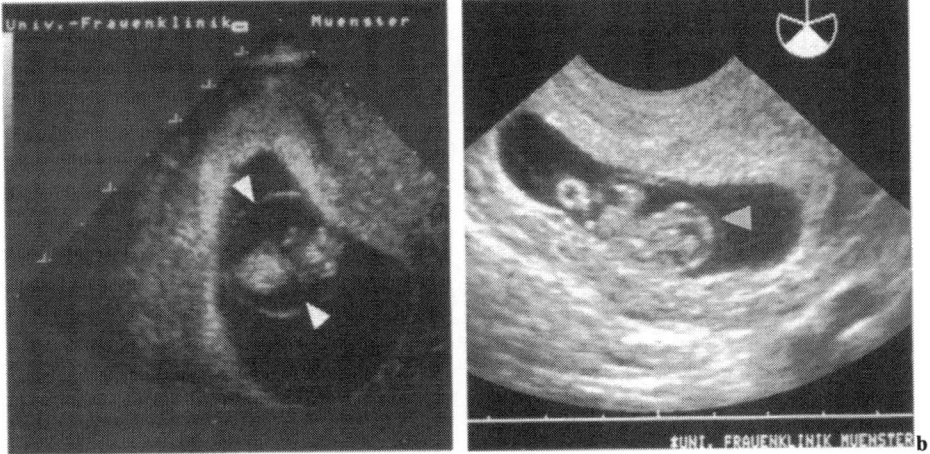

Abb. 13a,b. Sonographische Darstellung der Amnionhöhle *(Pfeile)* in der 7. SSW. Die Amnionhöhle um die Fruchtanlage herum füllt nur etwa die Hälfte der gesamten Chorionhöhle aus. **a** Transabdominale Aufnahme, **b** transvaginale Aufnahme

Amnionhöhle

Die Amnionhöhle ist zu Beginn der Schwangerschaft als kreisrundes Gebilde von etwa gleicher Größe wie der Dottersack sichtbar [10]. Vor der 13. SSW kann zwischen Amnionsack und Chorionmembran immer ein deutlicher Zwischenraum identifiziert werden (Abb. 13), während dieser Spalt nach der 17. SSW den Verdacht auf eine Störung der Schwangerschaft lenken sollte. Das mit Hilfe der transabdominalen Sonographie beschriebene sog. lineare Echo [11] entspricht einer normalen Amnionmembran mit Flüssigkeit auf beiden Seiten und sollte nicht mit pathologischen Amnionstrangbildungen verwechselt werden.

Scheitel-Steiß-Länge

Neben der Messung der Chorion- bzw. der Amnionhöhle hat sich in der Frühschwangerschaft besonders die Messung der embryonalen Scheitel-Steiß-Länge zur Bestimmung des Schwangerschaftsalters bewährt (Abb. 14), wobei das 95%-Vertrauensintervall ± 5–6 Tage einschließt. Die häufigsten Meßfehler beruhen darauf, daß nicht der längste Achsendurchmesser abgegriffen wird, was insbesondere bei starker Krümmung des Kindes zum Problem werden kann. Auch der fälschliche Einschluß des Dottersacks oder der Extremitäten in

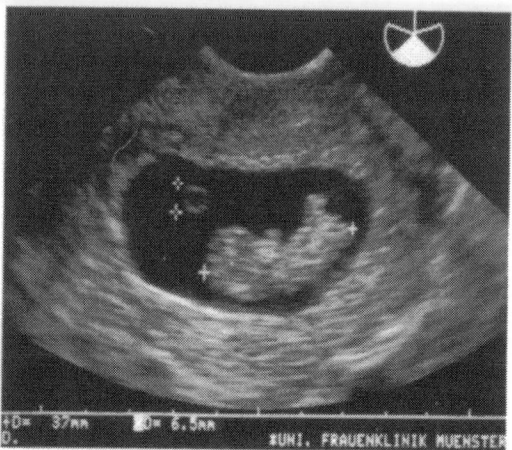

Abb. 14. Scheitel-Steiß-Länge des Embryos von 37 mm am Ende der rechnerisch 11. SSW

die Meßstrecke kann eine Meßungenauigkeit bewirken [12]. Nach Vollendung der 12. SSW wird wegen der stärkeren Fetalkrümmung und der Größenzunahme des kindlichen Köpfchens der biparietale Kopfdurchmesser gegenüber der Scheitel-Steiß-Länge zu einem verläßlicheren Parameter für die Bestimmung des Schwangerschaftsalters.

Windei

Beim sog. Wind- oder Abortivei liegt als schwere, häufig chromosomal bedingte Anlagestörung eine sonographisch leicht erkennbare leere Fruchthöhle vor

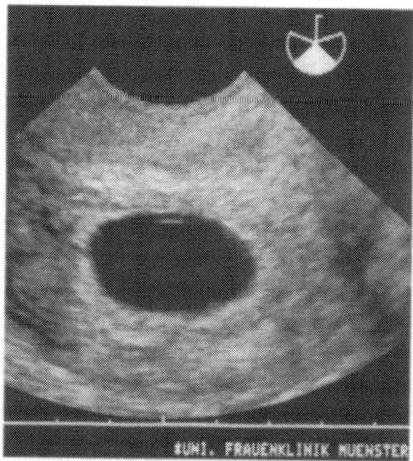

Abb. 15. Transvaginales Ultraschallbild eines Windeis. Die für das Gestationsalter (11. SSW) zu kleine Fruchthöhle ist leer

(Abb. 15), wobei in der Regel auch das Wachstum der Fruchthöhle verlangsamt ist. Während bei intakter Gravidität die Fruchtblase pro Tag 0,12 cm wächst, beträgt das durchschnittliche Wachstum beim Windei nur 0,02 cm [13].

Abortus imminens

Von einem „drohenden Abort" (Aboruts imminens) wird im Falle vaginaler Blutungen, bei geschlossenem Muttermund und ohne Gewebsabgang, vor der 20. SSW gesprochen, wobei häufig gleichzeitig Rücken- oder Bauchschmerzen vorhanden sind. Eine solche Symptomatik findet sich bei etwa 10% aller Schwangerschaften, und trotz aller therapeutischer Maßnahmen kommt es bei der Hälfte dieser Fälle zum Spontanabort [14]. Mit Hilfe des Ultraschalls kann der „verhaltene Abort" (Missed abortion) durch Nachweis einer Embryonalstruktur ohne Herzaktion nachgewiesen werden, wobei der Embryo trotz des über 50%igen Anteiles von Chromosomenstörungen an allen Spontanabortfällen im 1. Trimenon gelegentlich sonographisch-morphologisch völlig unauffällig ist (Abb. 16). Auch bei einer Scheitel-Steiß-Länge unter 15 mm kann die Diagnose Missed abortion gestellt werden, wobei in solchen Fällen der Vaginalsonographie mit gleichzeitiger Darstellung des B- und M-mode gegenüber der transabdominalen Technik der Vorzug zu geben ist (Abb. 17). Hilfreich für die Diagnostik ist die Beobachtung, daß der Größenvergleich zwischen Embryonal- und Fruchthöhlengröße häufig einen frühzeitigen Hinweis auf eine Störung der Schwangerschaft mit nachfolgendem oder bereits eingetretenem Spontanabort geben kann. Dies gilt für die im Vergleich zur Fruchthöhle zu kleine (Abb. 18) ebenso wie für die zu große Embryonalstruktur (Abb. 19).

Sehr häufig ist das Volumen der Amnionflüssigkeit bei Missed abortion im 1. Trimenon so stark vermindert (Abb. 20), daß bei flüchtiger Beurteilung fälschlicherweise anstelle der Amnionmembran ein generalisiertes Hautödem bzw. Nackenhygrom diagnostiziert werden könnte. Eine solche Verminderung des Amnionvolumens tritt bei verhaltenem Abort relativ früh ein, später folgen dann häufig Verformungen des Amnionsacks und Positionsverschiebungen, z. B. Verziehungen des Fruchtsackes in die Zervix hinein (Abb. 21).

In einer vergleichenden Studie [15] wurde eindeutig belegt, daß die Vaginalsonographie der transabdominalen Methode bei der frühen Erkennung von Missed abortions überlegen ist. De Crespigny [16] konnte zeigen, daß bei allen intakten Schwangerschaften mit Abortus imminens mit Hilfe der Vaginalsonographie bei einem Fruchtsackdurchmesser über 1,2 cm eine kindliche Herzaktion identifizierbar war.

Bei kleinen subchorialen Hämatomen (Abb. 22) ist die Prognose für das Fortbestehen der Schwangerschaft insgesamt als gut anzusehen, auch wenn die Wahrscheinlichkeit für einen nachfolgenden Spontanabort etwas erhöht ist [17].

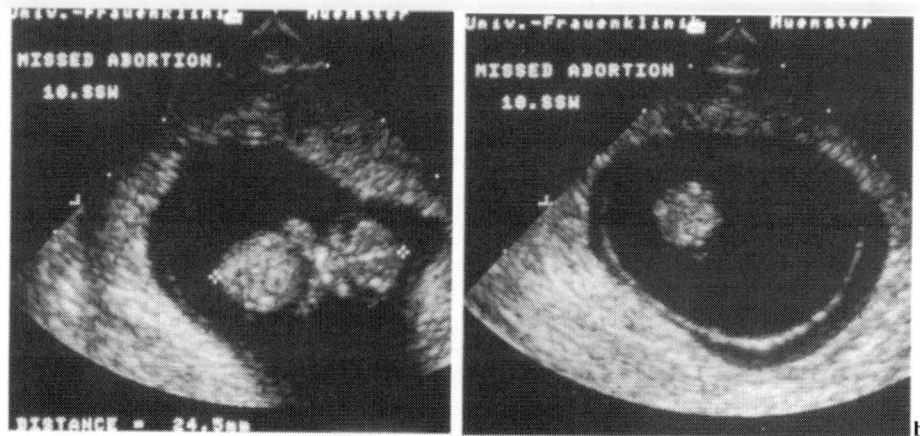

16a   b

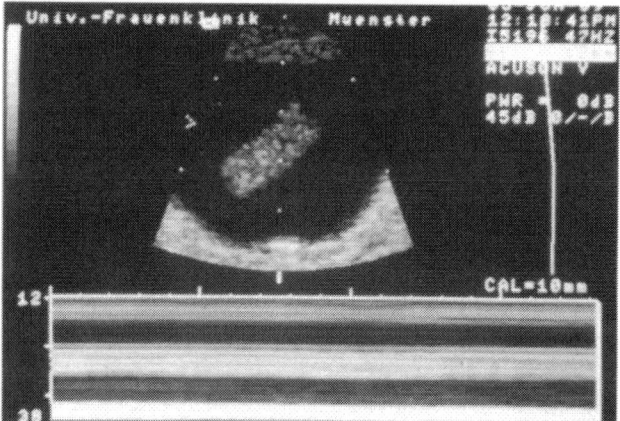

17

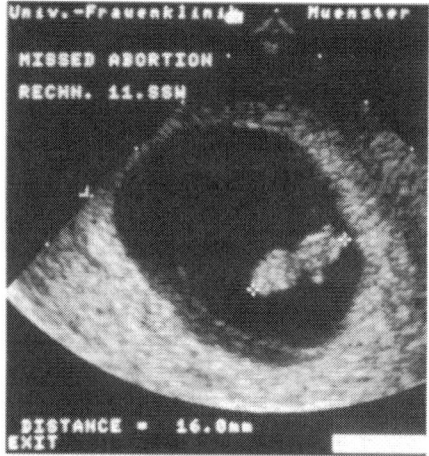
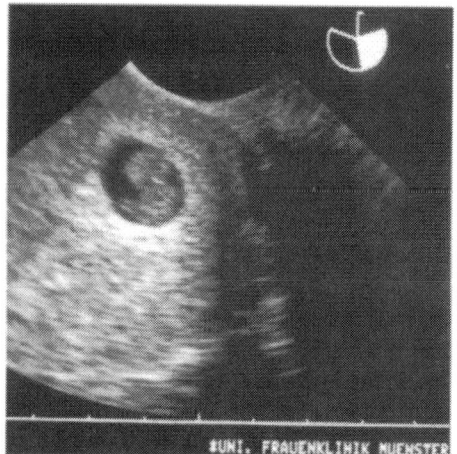

18   19

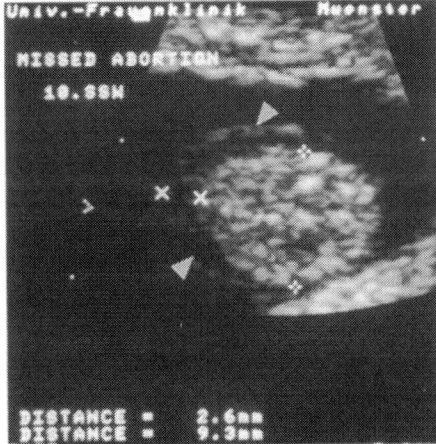

a

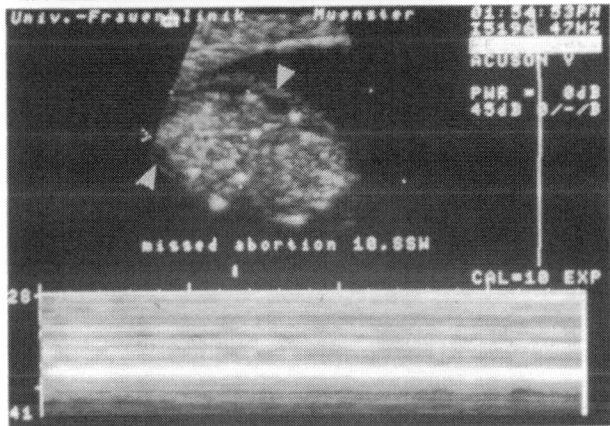

b

Abb. 20a, b. Extrem kleine Amnionhöhlen *(Pfeil)* bei Missed abortion in der jeweils 10. SSW bei zwei unterschiedlichen Fällen. **a** Querschnitt auf Thoraxniveau (kein Nackenhygrom), **b** Längsschnitt (kein generalisierter Hydrops)

Abb. 16a, b. Missed abortion in der rechnerisch 10. SSW. Fehlende Herzaktion ohne sonstige sichtbare Veränderungen beim Embryo. **a** Längsschnitt, **b** Querschnitt

Abb. 17. Dokumentation der negativen Herzaktion bei Missed abortion in der rechnerisch 8. SSW. Die Scheitel-Steiß-Länge des zuvor vitalen Embryos beträgt 11 mm

Abb. 18. In diesem Fall von Missed abortion entspricht die Embryonalgröße der 8. SSW und ist damit deutlich kleiner als die Fruchthöhlengröße, die der 10. SSW entspricht

Abb. 19. Die relativ große Embryonalstruktur entspricht nicht der deutlich zu kleinen Fruchthöhle. Missed abortion in der rechnerisch 10. SSW

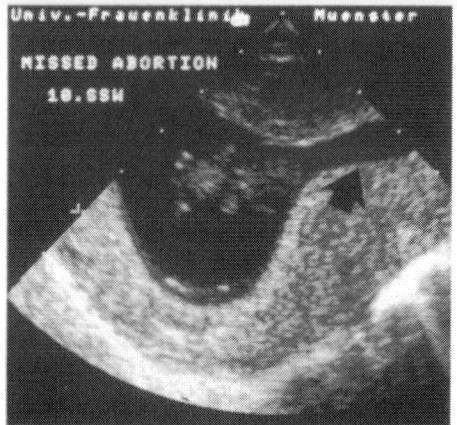

21

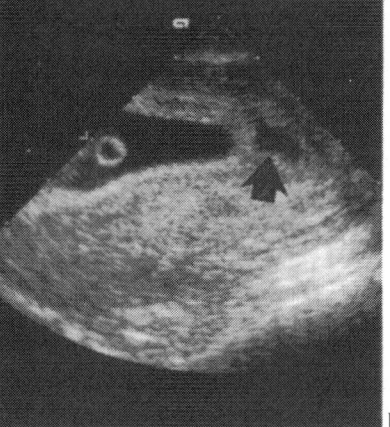

22a   **b**

Abb. 21. Verziehung der Fruchthöhle in die Zervix hinein *(Pfeil)* bei Missed abortion in der 10. SSW (Längsschnitt)

Abb. 22a,b. Subchoriale Hämatome *(Pfeile)* bei intakten Schwangerschaften. **a** Frisches Hämatom am Rande des Chorion frondosum im Fundus uteri (Querschnitt), **b** älteres Hämatom am unteren Pol des Cavum uteri unmittelbar oberhalb des inneren Muttermunds (Längsschnitt)

Abortus incipiens

Beim Abortus incipiens findet sich eine Öffnung des Zervikalkanals mit Blasensprung und stärkerer Blutung. Sonographisch sind in diesem Stadium eines Abortgeschehens die nicht spontan ausgestoßenen abgestorbenen Embryonen schließlich oft nur noch als unregelmäßige Gewebsansammlungen zu erkennen (Abb. 23). Andererseits führen auch größere, sonographisch leicht erkennbare intra- bzw. subchoriale Hämatome nicht zwangsläufig zum Abort, da offensichtlich auch größere Blutansammlungen zwischen Dezidua und Chorion organi-

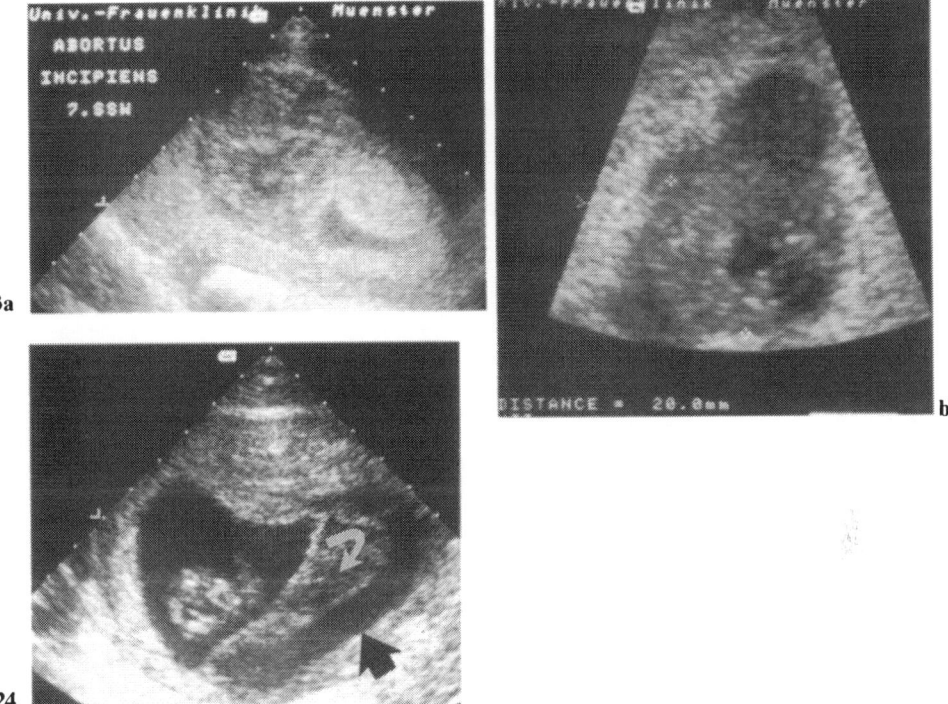

Abb. 23a, b. Zwei Fälle mit Missed abortion in der rechnerisch 7. bzw. 8. SSW. Die zuvor erkennbare Embryonalanlage ist nicht mehr in den Gewebs- und Koagelmassen identifizierbar. **a** Fall mit Blutung aus der Scheide (Längsschnitt), **b** Fall ohne Blutung aus der Scheide (Querschnitt)

Abb. 24. Gelöste Chorionplatte *(weißer Pfeil)* mit anhaftendem eingeblutetem Choriongewebe und dahinter liegendem Hämatom *(schwarzer Pfeil)* in der 13. SSW bei rezidivierenden Blutungen seit 5 Wochen

siert und resorbiert werden bzw. ohne Störung des weiteren Schwangerschaftsverlaufs abbluten können (Abb. 24). Auch größere Blutansammlungen (Randsinusblutungen?) am Rande des Chorion frondosum (Abb. 25) scheinen prognostisch günstiger zu sein als entsprechend große Blutungen direkt unter dem Chorion frondosum.

Ein sicheres Zeichen für einen nicht aufzuhaltenden Abort ist dagegen die vollständige Ablösung der Chorionschicht (Abb. 26). Weitere sonographisch erkennbare Zeichen, die oft im Zusammenhang mit einem Abortus incipiens stehen, sind die Entrundung (Abb. 27a) und Randunschärfe (Abb. 27b) bei sub- oder intrachorialen Blutungen.

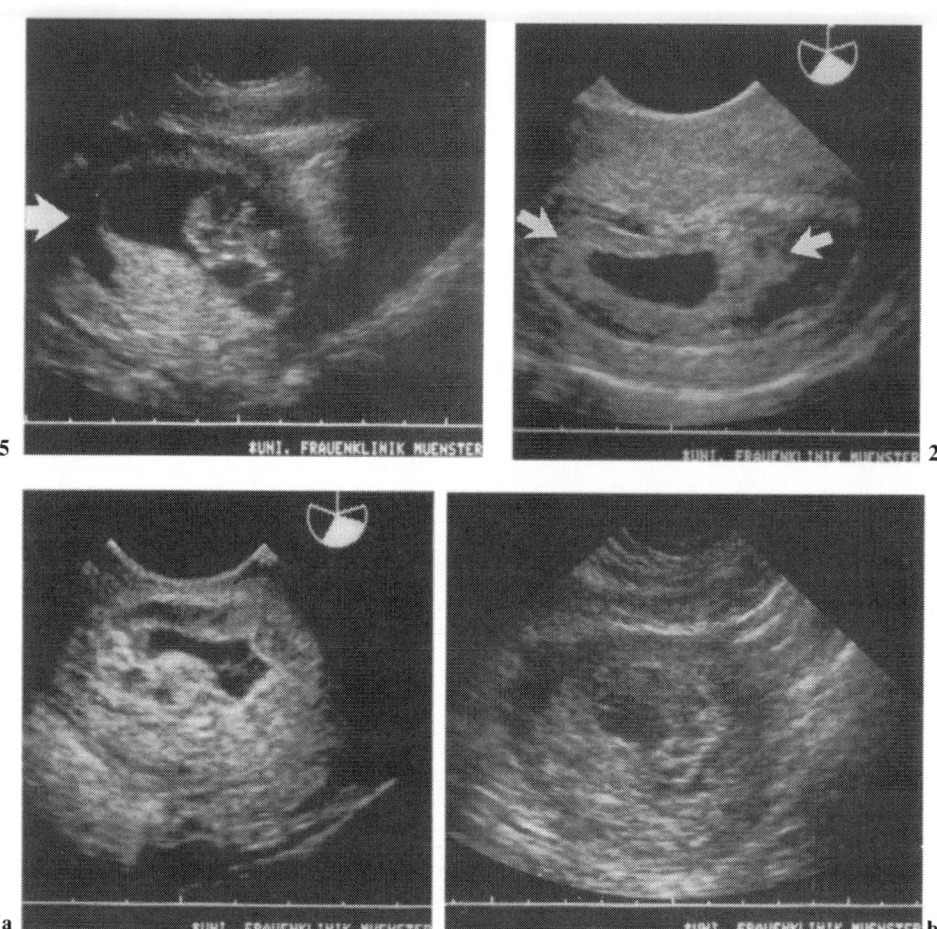

Abb. 25. Sonographisches Bild eines Hämatoms *(Pfeil)* am Rande des Chorion frondosum in der 11. SSW bei vaginaler Blutung (Randsinusblutung?)

Abb. 26. Völlig abgelöste Chorionschicht *(Pfeile)* mit dahinter liegendem Hämatom in der 13. SSW ohne Nachweis einer Embryonalstruktur bei überregelstarker Blutung (Abortus incipiens)

Abb. 27a, b. Fälle mit Abortus incipiens und entsprechenden typischen sonographischen Veränderungen. **a** Entrundung der Amnionhöhle, **b** Randunschärfe der Amnionhöhle und Auflösungserscheinungen in der Chorionschicht

Uterus myomatosus

Myome gehören zu den häufigsten sonographisch erfaßbaren Befunden in der Schwangerschaft, wobei die Häufigkeit großer Myome bei Schwangeren über 35 Jahren ca. 30% beträgt. Bei Berücksichtigung auch kleinerer Myome ist dieser Prozentsatz bei älteren Schwangeren noch wesentlich höher [18].

Im Ultraschallbild erscheinen Myome während der Gravidität echoärmer als außerhalb der Schwangerschaft (Abb. 28), was auf die gesteigerte Durchblu-

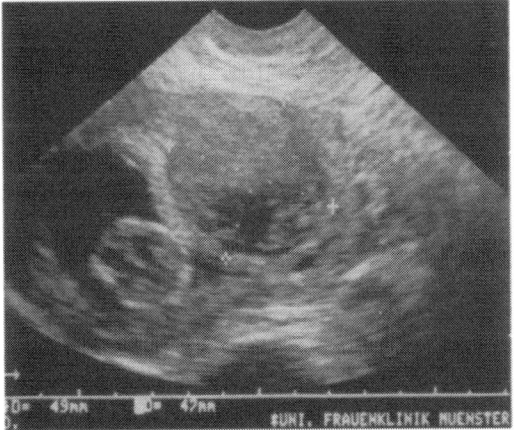

Abb. 28. Tiefsitzendes Vorderwand-
myom von ca. 5 cm Durchmesser in
der 12. SSW ohne klinische Symptomatik. Die typische echoärmere Struktur eines Myoms während der Schwangerschaft ist sichtbar

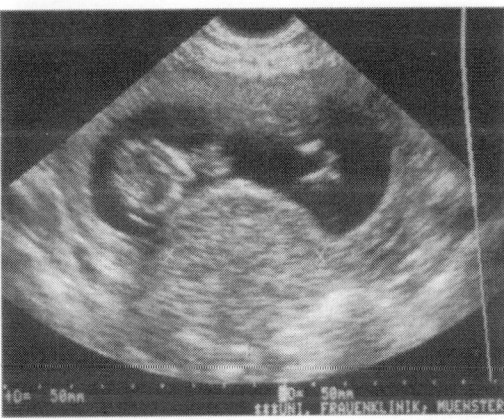

Abb. 29. Hinterwandmyom von 5 cm
Durchmesser ohne klinische Symptomatik in der rechnerisch 12. SSW

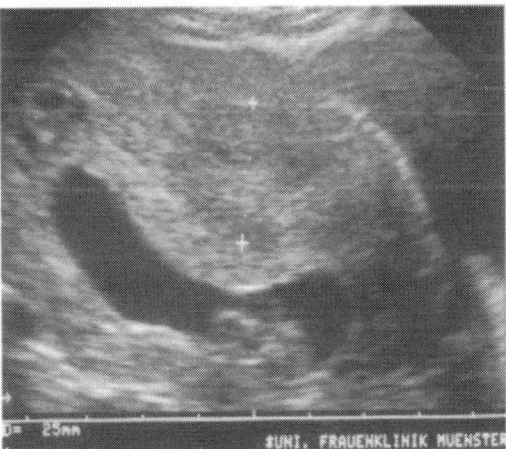

Abb. 30. Temporäre Kontraktion an
der Uterusvorderwand in der 10. SSW
(passagere Verdickung der Wand auf
2,5 cm). Das sonographische Bild
täuscht das Vorhandensein eines Vor-
derwandmyoms vor

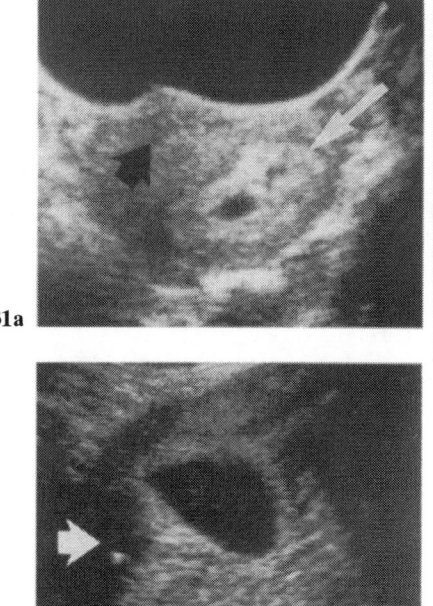
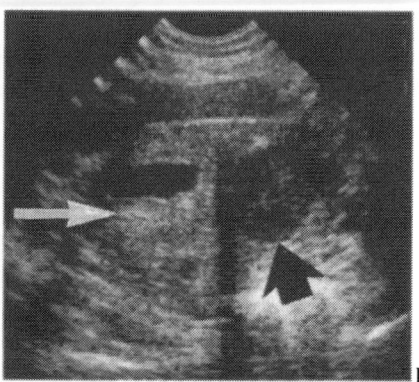

31a

b

32

Abb. 31a, b. Fälle mit Missed abortion bei intramuralen Uterusmyomen *(schwarze Pfeile).* **a** Kleines Myom und hydropische Schwellung des Choriongewebes *(weißer Pfeil),* **b** Scharf demarkiertes Myom (rote Nekrose) neben entrundeter Fruchtblase und hydropischem Chorion *(weißer Pfeil)*

Abb. 32. Hinterwandmyom *(schwarzer Pfeil)* bei Gravidität in der 9. SSW. Am Rande des Myoms findet sich ein relativ großes Hämatom *(weißer Pfeil)*

tung zurückgeführt wird [19]. Asymptomatische Myome lassen sich auch deshalb besonders gut in der Schwangerschaft nachweisen, weil die durch den Fruchtsack ausgespannten Wände in ihrer Dicke miteinander verglichen werden können (Abb. 29). Die Unterscheidung eines Myoms von einer temporären Muskelkontraktion (Abb. 30) ist allerdings nicht immer leicht. Sie ist häufig erst nach längerdauernder Beobachtung der Dynamik der Uteruswand möglich. Selten kann bei einem gestielten Myom ein Adnextumor im Sonogramm vorgetäuscht werden, wobei die getrennte Darstellung der Ovarien in diesen Fällen differential-diagnostisch hilfreich ist.

Es wurde nachgewiesen, daß kleinere Myome im 1. und 2. Schwangerschaftstrimenon wachsen können, während große Myome in der Regel nur während des ersten Gestationsdrittels eine Größenzunahme zeigen. Tiefsitzende Uterusmyome können gelegentlich mit einer Geburtsbehinderung und einer höheren Rate von Plazentalösungsstörungen einhergehen, dagegen ist bei Myomen im Korpusbereich eine Erhöhung der Abortwahrscheinlichkeit (Abb. 31) erwiesen [14].

Am Rande von größeren Uterusmyomen finden sich gehäuft Hämatome, insbesondere wenn das Chorion frondosum sich unmittelbar in diesem Bereich befindet (Abb. 32). Es wurde auch berichtet [20], daß bei räumlich engem Kontakt zwischen Plazenta und Myomen neben der erhöhten Rate von intrauterinen Hämatomen und vaginalen Blutungen später auch die Rate von vorzeitigen Blasensprüngen und Fehlgeburten erhöht ist. Der sog. roten Nekrose bei größeren Myomen, die häufig mit starken umschriebenen Schmerzen einhergeht, entspricht sonographisch ein zentraler echoloser Bezirk innerhalb eines Myoms. Um Gefahrenzustände rechtzeitig zu erkennen, sollten Schwangere mit Myomen häufiger sonographisch überwacht werden.

Tumoren im Adnex- und Douglas-Bereich

Sonographisch darstellbare Tumoren des Adnexbereichs können außer durch eine Extrauteringravidität (s. S. 28) durch funktionelle, postentzündliche oder echte tumoröse Prozesse verursacht sein. Die bei etwa 20% aller Frühschwan-

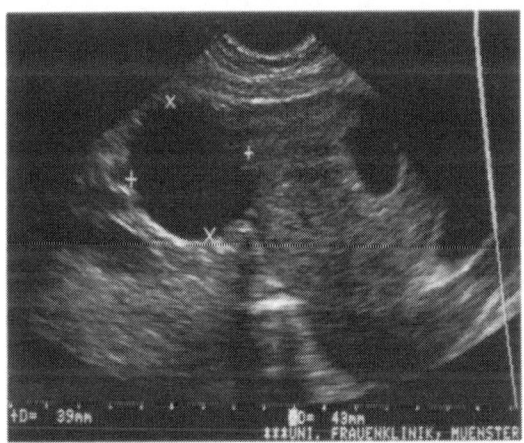

Abb. 33. Corpus-luteum-Zyste *(links im Bild durch Kreuzchen markiert)* von ca. 4 cm Durchmesser hinter einem Uterus in der 7. SSW (Längsschnitt)

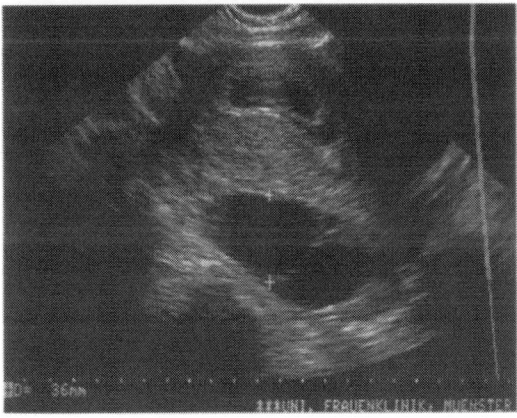

Abb. 34. Septierte Corpus-luteum-Zyste von 4 × 5 × 6 cm Durchmesser im Douglas-Bereich bei Schwangerschaft (6. SSW) nach vorhergehender Stimulationsbehandlung der Mutter

gerschaften zu beobachtenden Corpus-luteum-Zysten sind in der Regel kleiner als 8 cm (Abb. 33) und bilden sich bis etwa zu 16. SSW zurück [19]. Vor allem nach Stimulationsbehandlung kann es gelegentlich auch zur Ausbildung größerer Corpus-luteum-Zysten kommen, die häufig charakteristische Septierungen (Abb. 34) und manchmal Zeichen von zentralen Einblutungen im Ultraschallbild aufweisen können.

In der Schwangerschaft sind Hydro- und Hämatozelen sowie postentzündliche Adnexbefunde oder echte Ovarialtumoren wie Dermoide, Teratome oder Zystome ebenso sonographisch erkennbar wie im nichtschwangeren Zustand, wobei insbesondere der Nachweis von Binnenstrukturen bei der Differentialdiagnose von einfachen Corpus-luteum-Zysten behilflich ist [21].

Bei eindeutigem Verdacht auf Ovarialkarzinom muß auch während der Schwangerschaft operiert werden, während selbst bei großen Corpus-luteum-Zysten abwartendes Verhalten gerechtfertigt ist. Hogsten und Lilford [22] empfehlen die Entfernung aller Zysten von mehr als 8 cm Durchmesser sowie kleinerer Zysten, wenn diese stark septiert, dickwandig oder teilweise solide sind, da in diesen Fällen sonographisch eine Malignität nicht ausgeschlossen werden kann.

Uterusanomalien

Bei einem Uterus bicornis ist es mit Hilfe der Sonographie in der Regel möglich festzustellen, in welchem Horn die Schwangerschaft lokalisiert ist. Im kontralateralen Horn kann oft eine deziduale Reaktion zur Darstellung kommen (Abb. 35), gelegentlich finden sich hier sogar Flüssigkeitsansammlungen [23]. Das sonographische Bild einer dezidualen Reaktion bei Uterus bicornis hat Ähnlichkeiten mit dem Pseudogestationssack bei Extrauteringravidität, und in beiden Situationen kann klinisch oft eine Blutung festgestellt werden. Die

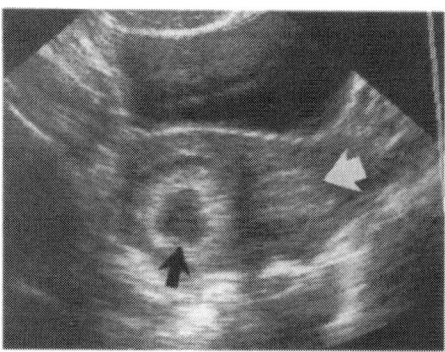

Abb. 35. Nicht zeitgerecht entwickelte Schwangerschaft (Fruchtblase durch *schwarzen Pfeil* markiert) in einem Horn bei Uterus bicornis mit dezidualer Reaktion *(weißer Pfeil)* im kontralateralen Horn (Querschnitt 2 cm unter dem Fundus uteri)

Komplikationsraten bis hin zu Rupturen, während der Schwangerschaft sind bei Uterusdoppelbildungen deutlich erhöht [24]. Wegen der bekannten häufigen Assoziation von Anomalien des Müller-Gangsystems mit Nierenanomalien wie Nierenagenesie, Hufeisenniere und Beckenniere auf der ipsilateralen Seite sollte sonographisch nach solchen Begleitanomalien gesucht werden [25].

Auch bei instrumentellen Nachtastungen und Saugkürettagen kann die Sonographie dazu beitragen, Komplikationen bei bekannten Uterusfehlbildungen zu verhindern bzw. solche Anomalien erstmalig festzustellen, wenn beim Eingriff kein Schwangerschaftsprodukt gewonnen wird und eine Extrauteringravidität als Ursache ausgeschlossen worden ist [26].

Blasenmole

Das typische Ultraschallbild einer kompletten Blasenmole zeigt als Folge der zahlreichen Bläschen verhältnismäßig homogene Echomuster, ohne daß eine Embryonalanlage oder Fruchtwasser (Abb. 36) nachweisbar sind. Gelegentlich finden sich auch größere echoarme Bezirke durch voluminösere Blasen oder Einblutungen (Abb. 37). Das gleichzeitige Vorkommen einer Fetalentwicklung (Abb. 38) wird bei etwa 2% aller Blasenmolen beobachtet [27]. Bei 40−50% aller Blasenmolen finden sich Thekaluteinzysten von mehr als 5 cm Durchmesser [28]. Kürzlich wurde berichtet, daß sich bei Patientinnen mit Blasenmole bei dopplersonographischen Untersuchungen höhere systolisch und diastolische Doppler-Shifts fanden als bei Kontrollen [29].

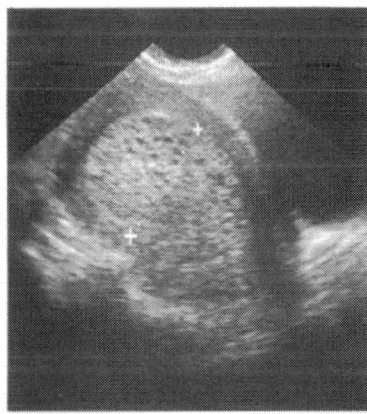 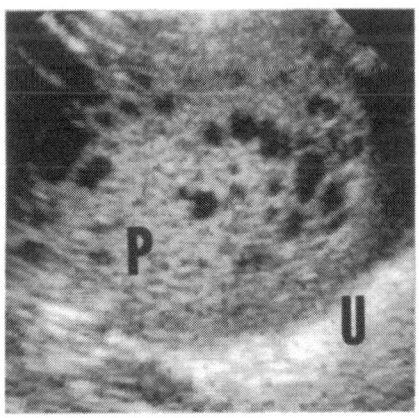

36   37

Abb. 36. Komplette Blasenmole in der 8. SSW. Das Cavum uteri ist ausgefüllt durch blasig degeneriertes Gewebe ohne Amnionsflüssigkeit oder Embryonalanteile (a.-p.-Durchmesser 4,5 cm)

Abb. 37. Blasenmole mit größeren echolosen Bezirken als Folge größerer Bläschen und Einblutungen (P Placenta, U Uteruswand)

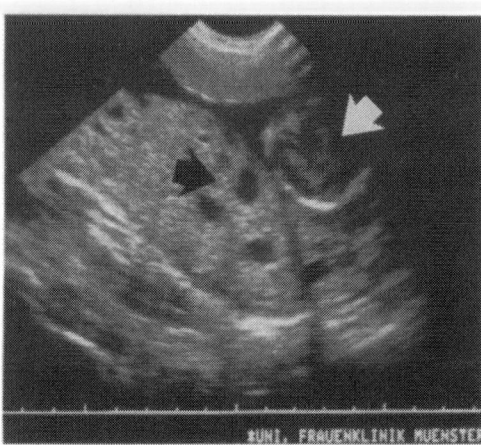

Abb. 38. Partielle Blasenmole *(schwar-zer Pfeil)* mit lebendem Feten *(weißer Pfeil)* in der 13. SSW. Die Chromoso-menanalyse ergab eine fetale Triploidie (Karyotyp 69,XXX)

Eine partielle Blasenmole stellt immer eine Indikation zur raschen Karyoty-pisierung dar, weil bei Nachweis einer Triploidie nicht nur die infauste kindliche Prognose erwiesen ist, sondern auch eine erhöhte mütterliche Gefährdung (Präeklampsie, Blutungen, Plazentalösungsstörungen etc.) durch eine sofortige Beendigung der Schwangerschaft verhindert werden kann.

Extrauteringravidität

Auch beim Nachweis einer Extrauteringravidität ist die transvaginale Sonogra-phie der transabdominalen überlegen. So konnte z. B. in der Studie von Nyberg et al. [29] durch transvaginale Ultraschalluntersuchungen ein Adnexbefund bzw. ein durch deziduale Reaktion hervorgerufener typischer Pseudogestations-sack (Abb. 39) in 16 von 17 Fällen (94%) festgestellt werden, in denen die β-HCG-Spiegel über 1000 IU/l lagen. Ein lebender Embryo findet sich bei 10% aller Extrauteringraviditäten [30], wobei in solchen Fällen der Nachweis sehr früh im Verlauf der Schwangerschaft mit transabdominaler (Abb. 40a) oder besser transvaginaler Sonographie (Abb. 40b) möglich ist. Die Ultraschalldia-gnostik älterer Tubaraborte ist aber sehr viel schwerer, da sich im Adnexbereich zystisch-solide, oft längliche Tumoren finden (Abb. 41), die nur schwer von anderen Adnextumoren oder entzündlichen Prozessen unterscheidbar sein können.
    Bei den meisten Tubaraborten und Tubenrupturen läßt sich sonographisch Blut im Douglas-Raum nachweisen (Abb. 42), wobei frisches Blut eher echo-arm erscheint, während in Organisation befindliche Hämatome bzw. Gewebs-anteile als solide Strukturen imponieren.

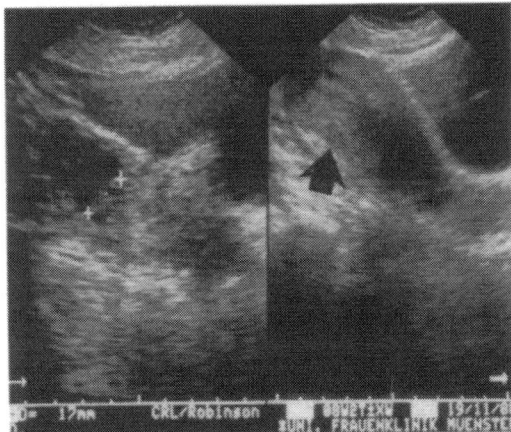

39

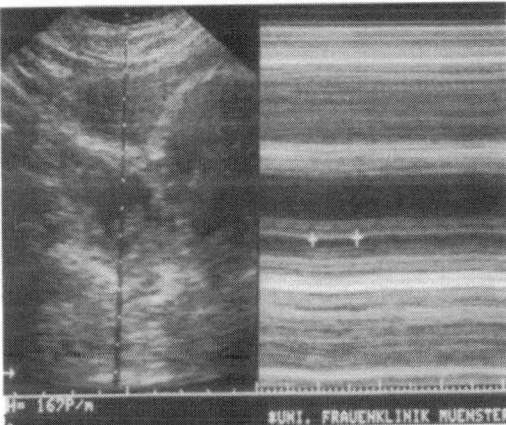

40a

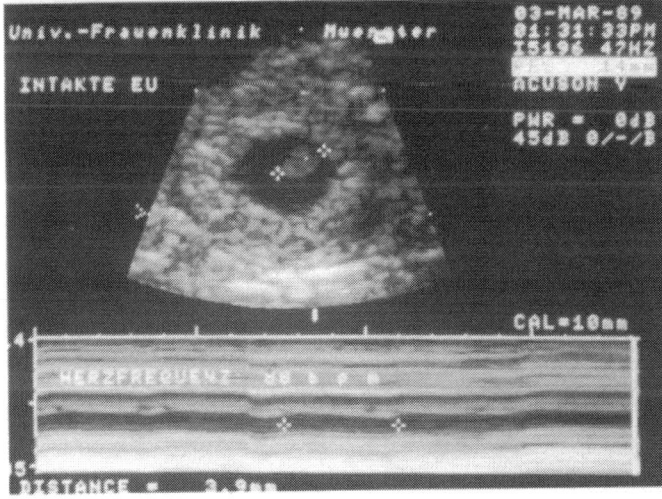

b

Abb. 39. Tubargravidität mit Embryonalstruktur von 17 mm Scheitel-Steiß-Länge *(links)* und gleichzeitige Darstellung des Uterus *(rechts)* mit typischem Pseudogestationssack *(Pfeil)*

Abb. 40 a, b. Intakte Extrauteringraviditäten. **a** Mit einer dokumentierten Herzaktion von 167 Schlägen/min in der 8. SSW bei einer Scheitel-Steiß-Länge von 1,5 cm (transabdominale Sonographie); **b** mit einer dokumentierten Herzaktion von 88 Schlägen/min am Ende der 5. SSW bei einer Scheitel-Steiß-Länge von 3,9 mm (transvaginale Sonographie)

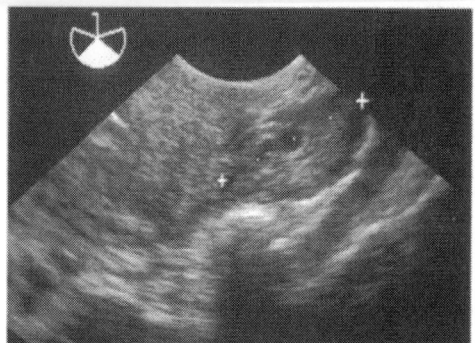
41
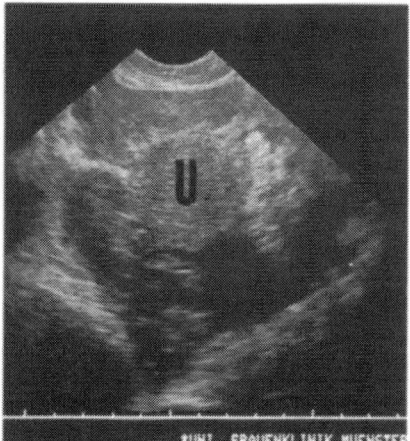
42

Abb. 41. Sonographisches Bild (Querschnitt) einer alten, abgestorbenen Tubargravidität. Der Tumor von 4 cm Länge ist uncharakteristisch und läßt kein typisches Schwangerschaftsprodukt erkennen

Abb. 42. Sonographisches Bild bei einer frisch rupturierten Extrauteringravidität. Im Douglas-Raum hinter dem Uterus (*U*) findet sich reichlich frisches Blut (echolos) neben etwas solideren Anteilen (Gewebe und in Organisation befindliche Hämatome)

Insbesondere bei Patientinnen mit vorausgegangenen Operationen an der Portio bzw. Kürettagen muß bei vaginalen Blutungen in der Frühschwangerschaft auch an die selten vorkommende Zervikalschwangerschaft gedacht werden, die sich sonographisch gut nachweisen läßt [31].

Mehrlingsschwangerschaft

In Westeuropa wird die Rate von Zwillingen mit 1:80 angegeben. Die Rate von Zwillingsfruchtanlagen ist jedoch mit 1:60 deutlich höher, und nur schätzungsweise 40% aller sonographisch erkennbaren Zwillingsanlagen führen tatsächlich zur Geburt von Zwillingen [32]. Für dieses spontane „Verschwinden" einzelner Mehrlinge bei Fortbestand der verbleibenden Schwangerschaft (Abb. 43) wurde zunächst im anglo-amerikanischen Schrifttum, später auch international der Begriff „vanishing twin" üblich [33, 34]. Die tatsächliche Häufigkeit dieses Phänomens im ersten Trimenon ist aber nicht bekannt. Das einzige klinische Symptom in dieser Situation ist oft eine Blutung in der Frühschwangerschaft, darüber hinaus sind in der Regel keine Komplikationen für eine fortlaufende Schwangerschaft zu erwarten [35].

Nur 30% aller Zwillingsschwangerschaften sind monozygot, die Rate von Schwangerschaftskomplikationen ist aber bei monochoriaten Zwillingen deut-

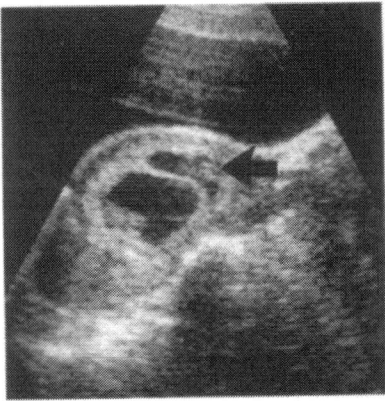

Abb. 43. Sonographisches Bild eines „vanishing twin". Die ursprünglich angelegte 2. Fruchtblase, die später resorbiert wurde, ist durch einen *Pfeil* markiert. Bis auf Blutungen in der Frühschwangerschaft unauffälliger Graviditätsverlauf mit Geburt eines gesunden Kindes am Termin

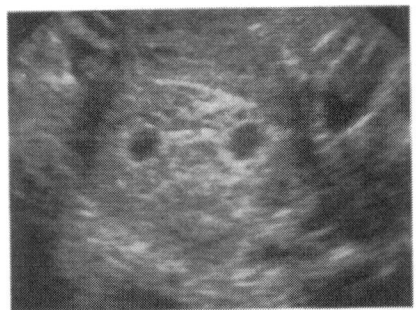
44

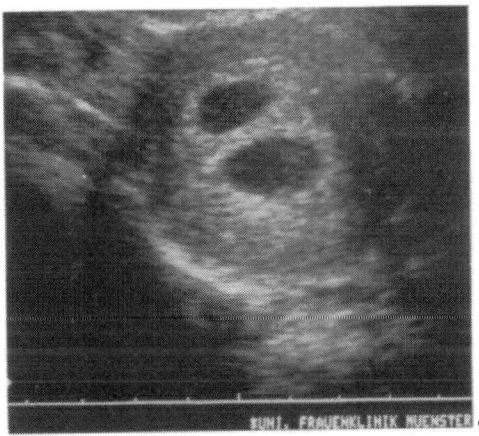
45

Abb. 44. Zwillingsgravidität in der 5. SSW mit dichoriater Fruchtanlage nach Ovulationsinduktion

Abb. 45. Dichoriat-diamniale Zwillingsgravidität in der 7. SSW

lich erhöht. Dichoriate Zwillingsanlagen, die auch nach Ovulationsinduktion oder In-vitro-Fertilisation mit multiplem Embryotransfer gehäuft beobachtet werden, können sonographisch bereits in der 5. SSW erkannt werden (Abb. 44). Während des gesamten 1. Schwangerschaftsdrittels sind sie auf Grund der deutlich erkennbaren, dicken Chorionschicht (Abb. 45) leichter indentifizierbar als zu späteren Schwangerschaftszeitpunkten, wenn die Chorion-laeve-Schicht sehr viel dünner geworden ist.

Die moderne Real-time-Sonographie mit der parallelen Möglichkeit der M-mode-Dokumentation bietet die Möglichkeit, frühzeitig die Vitalitätsdiagnostik bei Mehrlingsschwangerschaften für jeden Embryo getrennt zu führen

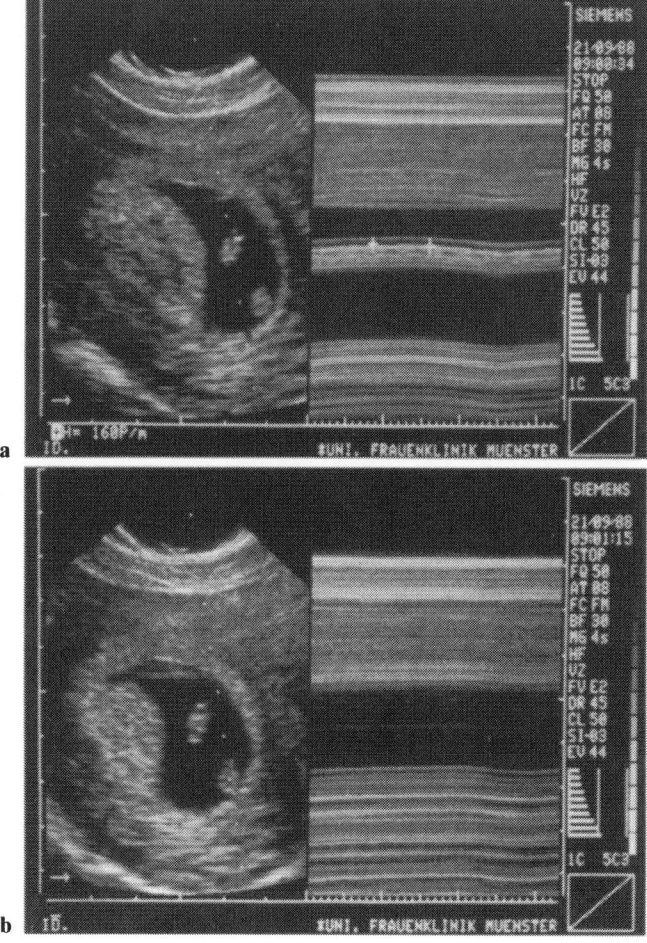

Abb. 46a, b. Monoamniotische Zwillinge **a** mit positiver Herzaktion des oberen Zwillings (160 Schläge/min, Scheitel-Steiß-Länge 11 mm), **b** mit negativer Herzaktion des unteren Zwillings bei derselben Untersuchung (Scheitel-Steiß-Länge 8 mm)

und Erklärungen für Blutungen in der Frühschwangerschaft z. B. durch Nachweis eines „vanishing twin" zu finden (Abb. 46).

Intrauterinpessar bei Frühschwangerschaft

Bei kupferhaltigen Intrauterinspiralen beträgt der Pearl-Index ungefähr 2 [36]. Mit Hilfe des Ultraschalls lassen sich nicht nur im nichtschwangeren Zustand, sondern auch während der Gravidität kupferhaltige und andere Intrauterinpes-

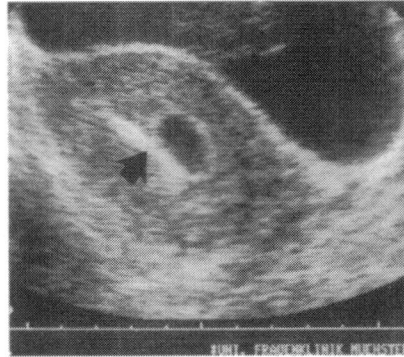
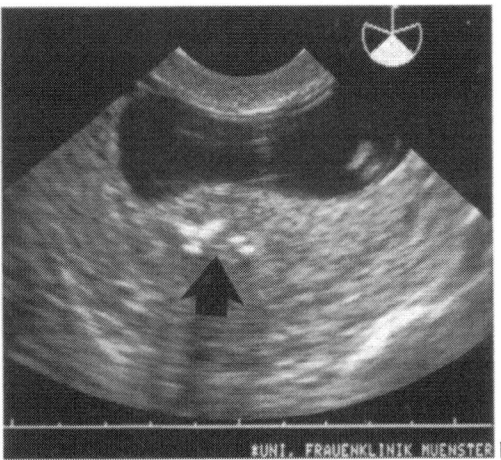

Abb. 47a, b. Sonographische Darstellung von Intrauterinspiralen *(Pfeile)* bei Frühschwangerschaften der 7. SSW vor sonographisch kontrollierter Extraktion. **a** Längsschnitt einer Kupfer-T-Spirale an der Hinterwand der Fruchtblase (transabdominale Aufnahme), **b** Querschnittbild einer zwischen Chorion- und Deziduaschicht an der Fruchtblasenhinterwand gelegenen Multiload (Nourypharma)-Spirale (transvaginale Aufnahme)

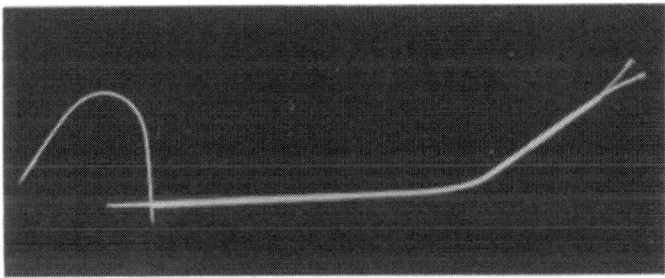

Abb. 48. Die von uns verwendete biegbare Faßzange zur IUP-Extraktion, welche wie ein Chorionaspirationskatheter unter sonographischer Kontrolle geführt wird

sare (IUPs) gut nachweisen; ihre Lage kann bestimmt und häufig sogar der IUP-Typ auf Grund der charakteristischen Armechos (Abb. 47) identifiziert werden. Dies wird mit zunehmendem Gestationsalter schwieriger, so daß auch in diesem Bereich eine möglichst frühe Ultraschalluntersuchung für die Diagnostik und Therapie entscheidende Vorteile bringt. Durch mehrere Untersuchungen [37] wurde eindeutig gezeigt, daß auch bei den modernen kupferhaltigen Spiralen in situ bei gleichzeitig bestehender Schwangerschaft das Risiko für Aborte im 2. Trimenon signifikant erhöht ist. Aus diesem Grunde raten wir in Übereinstimmung mit den Empfehlungen der WHO, des Population Council in den USA und des Wissenschaftlichen Beirats der Bundesärztekammer zu einer Extraktion des IUP in der Frühschwangerschaft. Wir verwenden hierzu eine dünne Faßzange mit biegbarem, echogenem Schaft und ausfahrbarer dünner, aber kräftiger Bißstelle an der Spitze (Abb. 48), die ähnlich wie ein Chorionzottenaspirationskatheter unter sonographischer Kontrolle an die Spirale herangeführt wird und eine Extraktion unter kontinuierlicher Ultraschallkontrolle ermöglicht. Die von uns beobachteten Abortraten unmittelbar nach dem Eingriff unterscheiden sich nicht von denen bei hysteroskopischer Entfernung des IUP. Die Rate von Spätkomplikationen wie Aborten, Infektionen, Blasensprung und vorzeitiger Wehentätigkeit scheint gegenüber Schwangerschaften ohne IUP-Extraktion nach unseren bisherigen Erfahrungen bei 19 Fällen nicht erhöht zu sein.

Chorionzottendiagnostik

Wegen der durch mehrere Studien [38, 39] bestätigten starken psychischen Belastungen und der gegenüber einer Saugkürettage erheblich höheren Komplikationsraten nach einem Schwangerschaftsabbruch im 2. Trimenon [18] wurde seit Einführung der pränatalen Diagnostik an Möglichkeiten einer schon im 1. Trimenon verfügbaren Untersuchungstechnik gearbeitet [40]. Von den über 10 verschiedenen Methoden (Endoskopie, transzervikale Punktion, Zytologiebürste, Biopsiezange etc.) haben sich nur die beiden Methoden der ultraschallgesteuerten transzervikalen Aspiration und der transabdominalen Punktion durchgesetzt [41, 42].

Wir verwenden für die transzervikalen Chorionzottenaspirationen, die wir bisher im Münsteraner Ersttrimester-Diagnostikprogramm bis Juni 1989 in 1780 Fällen durchgeführt haben, den von uns entwickelten, durch Einlage eines Wismutstreifens in die Polyäthylenwandung besonders echogen gemachten weichen Angiomed-Katheter, der auch nach Entfernung des Mandrins im Ultraschallbild kaum an Sichtbarkeit verliert (Abb. 49). Der Eingriff wird nach vorheriger Scheidendesinfektion mit PVP-Jod unter kontinuierlicher Ultraschallsicht durchgeführt.

Bei weltweit über 50000 dokumentierten Chorionzottenentnahmen können inzwischen relativ sichere Aussagen über die Sicherheit und Verläßlichkeit dieser neuen Methode der frühen Pränataldiagnostik gemacht werden. Sowohl die von den National Institutes of Health in den USA koordinierte Sevencenter-Studie als auch die randomisierte kanadische Studie mit insgesamt mehreren tausend Fällen konnten keinen signifikanten Unterschied in den Abortraten nach transzervikaler Chorionzottenentnahme im Vergleich zum Amniozentesekollektiv zeigen [43, 44]. Auch mit der transabdominalen Technik können ähnlich gute Ergebnisse erzielt werden [42], und u.E. sollten in einem Zentrum für pränatale Diagnstoik beide Techniken im 1. Trimenon zur

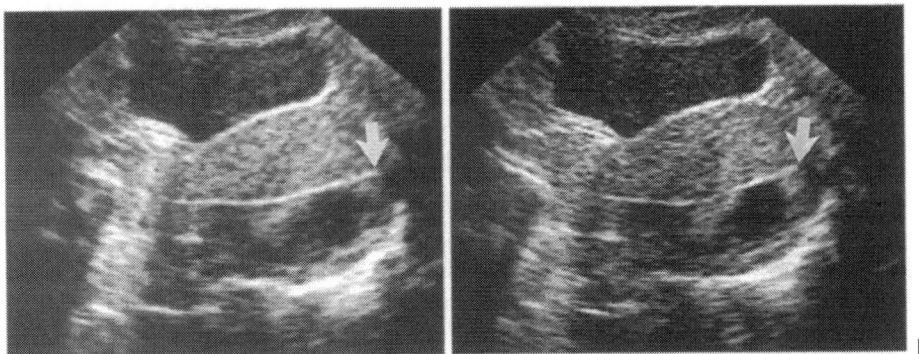

a b

Abb. 49a,b. Ultraschallaufnahmen während einer transzervikalen Chorionzottenaspiration. **a** Echogener Katheter vor Entfernung des Mandrins. **b** Nach Entfernung des Mandrins bleibt der Katheter sonographisch darstellbar *(Pfeile:* Katheterspitze)

Tabelle 1. Ergebnisse des Chorionprogramms Münster (Stand 4. 7. 1989)

	Insgesamt	Transzervikal	Transabdominal
Untersuchungen im 1. Trimenon	1941	1780	161
Ergebnisse:			
Erfolglose Eingriffe		33 (1,9%)	–
Abbrüche		57 (3,2%)	2 (3,2%)
Weiterlaufende Schwangerschaften		1723	159
Aborte	79 (4,2%)	78 (4,53%)	1 (0,63%)
Beendete Schwangerschaften	1432		
Untersuchungen im 2. und 3. Trimenon	241	–	241
Patientinnen insgesamt	2182		

Verfügung stehen. Der Vorteil der transabdominalen Technik ist, daß diese Methode gleichermaßen gut in allen Schwangerschaftswochen zur raschen pränatalen Diagnostik eingesetzt werden kann [45], während die transzervikale Technik in der Regel nur bis zur 12. SSW einsetzbar ist.

Unsere eigenen Münsteraner Ergebnisse mit der Chorionzottendiagnostik belegen, daß die Abortraten im Vergleich zu angemessenen Kontrollgruppen von Frauen ohne pränatalen Eingriff nicht signifikant erhöht sind (Tabelle 1). Auch wenn die bis jetzt vorliegenden Ergebnisse zeigen, daß die Chorionzottendiagnostik in geübten Händen als eine echte Alternative zur Amniozentese angesehen werden kann, müssen die Eingriffe und Ergebnisse weiterhin optimal dokumentiert werden, um in der Beratung statistisch verläßliche Angaben über die Eingriffsrisiken machen zu können [46].

Chromosomale Mosaikzustände in der zytogenetischen Direktpräparation oder in der Zellkultur, die gelegentlich Anlaß für eine nachfolgende Amniozentese sein können, wurden in unserem Kollektiv bei 1,3% aller Fälle gefunden [47].

Die Chorionzottendiagnostik eignet sich außer zur zytogenetischen Diagnostik aber auch zur raschen und frühen Untersuchung von Einzelgenerkrankun-
gen durch Enzymbestimmungen [48] bzw. DNA-Untersuchungen [49].

Eine neue Untersuchungsmöglichkeit ergibt sich bei der Abklärung mütterlicher Infektionen mit Zytomegalie und Röteln, da durch DNA-Hybridisierun-
gen jetzt jederzeit im 1. wie im 2. Schwangerschaftstrimenon das Choriongewebe bei entsprechender mütterlicher Infektion und suspekten Vorbefunden
analysiert werden kann, wodurch gelegentlich die belastende Wartezeit bis zur
fetalen Blutentnahme in der 23. SSW entfällt [50].

Amniozentese vor der 15. Schwangerschaftswoche

Da die Chorionzottendiagnostik bisher nicht überall zur Verfügung steht und
Erfahrungen mit der transabdominalen Amniozentesetechnik weit verbreitet
sind, wurden als mögliche Alternative zur Choriondiagnostik wieder die bereits
früher unternommenen Versuche zur Verlagerung der Amniozentese vor die
15. SSW aufgegriffen. Die bisherigen publizierten Erfahrungen mit dieser
Methode sind aber sehr begrenzt, und die bis jetzt beobachteten Probleme
schließen Aspirationsversager wegen Vorwölbung der Amnionmembran, Kul-
turversager, Blasensprung, Hämatome und positive AChE ohne Neuralrohrde-
fekt ein [51]. In der retrospektiven Untersuchung von Hanson et al. [52] betrug
die Fehlgeburtenrate bei den Schwangerschaften mit Amniozentese vor der 15.
SSW 3,6%, die Totgeburtenrate 0,7%, die Rate neonataler Todesfälle 0,3%
und die Frühgeburtenrate 2,3%. Ein grundsätzliches Problem bei dem Versuch
einer Amniozentese zu diesem Schwangerschaftszeitpunkt stellt der relativ
große extraamniale Zölomraum (Abb. 5) dar, der u. U. ein erfolgreiches Ein-
dringen in die Amnionhöhle durch Vorschieben der Membran zu diesem
Zeitpunkt verhindern kann.

Es sollte außerdem nicht mehr als 1 ml Fruchtwasser/SSW entnommen
werden, da der Fruchtwasserdruck möglicherweise einen Wachstumsreiz ausübt
und kritische Verminderungen der Flüssigkeitsmenge negative orthopädische
oder pulmonale Langzeiteffekte haben könnten [51].

Fehlbildungsdiagnostik im 1. Trimenon

Wegen des hohen Auflösungsvermögens hochfrequenter Ultraschallsonden ist
der Einsatz der transvaginalen Sonographie zur Fehlbildungsdiagnostik bereits
im 1. Schwangerschaftstrimenon naheliegend. Voraussetzung dafür ist aber die
genaue Kenntnis der normalen Sonoanatomie des sich entwickelnden Embryos

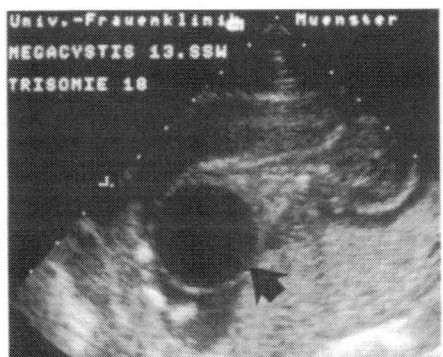

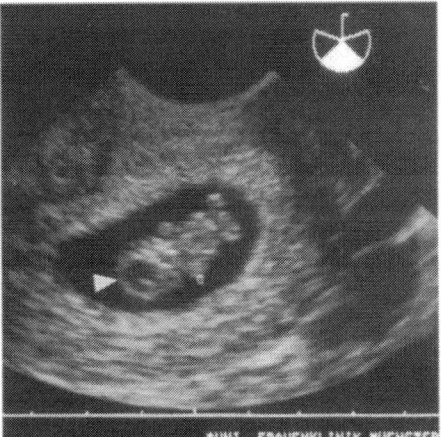

Abb. 50. Sonographische Darstellung einer kindlichen Megacystis *(Pfeil)* in der 13. SSW. Die zur raschen Karyotypisierung durchgeführte Chorionbiopsie erbrachte eine Trisomie 18

Abb. 51. Normale zystische Struktur *(Pfeil)* von 4 mm Durchmesser in der hinteren Schädelgrube (Rhombenzephalon)

bzw. Feten, die im 1. Trimenon starken Wandlungen unterliegt. Solche systematischen transvaginalen Untersuchungen wurden nun vorgelegt [53], etwa zur gleichen Zeit wie entsprechende umfassende biometrisch-deskriptive transabdominale Studien [54]. So wurde z.B. gefunden, daß auch auf transabdominalem Wege kindliche Nieren in 98% der Fälle schon in der 11. und die kindliche Blase zu 50% bereits in der 12. SSW bei normalen Schwangerschaften darstellbar sind. Wir konnten in mehreren Fällen eine kindliche Megacystis bereits vor der 14. SSW sonographisch eindeutig nachweisen (Abb. 50), wobei wegen der hohen Wahrscheinlichkeit von letalen Chromosomenstörungen in solchen Fällen eine rasche Karyotypisierung durchgeführt werden sollte, bevor eine vesiko-amniale Shuntanlage bei Oligohydramnie in Betracht gezogen wird. Vordere Bauchwanddefekte wie Omphalozelen oder Gastroschisis können aber erst nach der 12. SSW festgestellt werden, da sich die in der 8.–9. SSW auftretende physiologische Vorwölbung des primitiven Darms in die Nabelschnur erst bis zu diesem Zeitpunkt zurückbildet [55]. Ähnliche Vorsicht ist bei der Diagnostik intrakranieller Anomalien im 1. Trimenon geboten, da zwischen 8. und 10. SSW das Rhombenzephalon als zystische Struktur von 3–4 mm in der hinteren Schädelgrube erscheint (Abb. 51) und sich erst nach der 11. SSW zum normalen 4. Ventrikel entwickelt [56].

Andererseits ist die pränatale Diagnose einer Enzephalozele [57] bzw. einer Exenzephalie (Abb. 52), die häufig durch Fruchtwasserexposition später in eine Anenzephalie übergeht, vor der 14. SSW möglich. Daher sollte Paaren mit erhöhtem Wiederholungsrisiko für Neuralrohrdefekte schon vor der 14. SSW

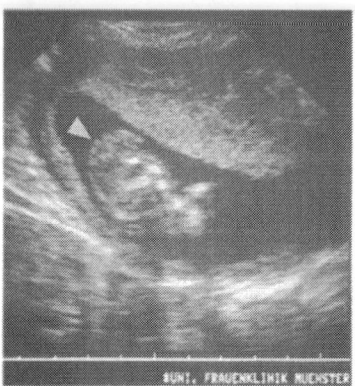 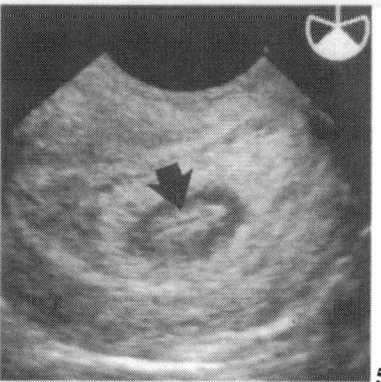

Abb. 52. Exenzephalie *(Pfeil)* in der 12. SSW (Längsschnittbild)

Abb. 53. Transvaginales Sonogramm der kindlichen Wirbelsäule *(Pfeil)* in der 10. SSW

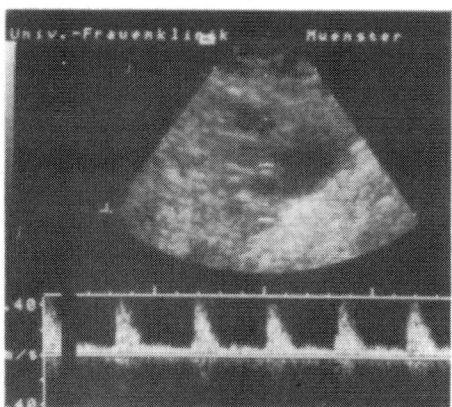

Abb. 54. Dopplersignale, abgeleitet von der kindlichen Nabelschnur in der 8. SSW

eine detaillierte Ultraschalluntersuchung angeboten werden, um insbesondere die belastende Situation einer Anenzephalie schon zu einem Zeitpunkt erfassen zu können, zu dem ggf. noch eine Saugkürettage möglich ist. Auch die kindliche Wirbelsäule ist bereits im 1. Trimenon darstellbar (Abb. 53), so daß eine Spina bifida je nach Lokalisation und Ausdehnung bereits zu diesem Zeitpunkt sonographisch diagnostizierbar sein müßte. Dennoch erscheint es sehr unwahrscheinlich, daß der Voraussagewert einer sonographischen Untersuchung im 1. Trimenon auf absehbare Zeit die inzwischen erzielten hohen Diagnoseraten von Neuralrohrdefekten im 2. Trimenon, z.B. 30 von 34 in der Serie von Christie [58], erreichen könnte.

Es ist zu erwarten, daß sich weitere diagnostische Vorteile durch den Einsatz der Dopplersonographie bzw. der farbkodierten Doppleruntersuchungen auch in der Frühschwangerschaft ergeben werden. Campbell et al. [59] haben gezeigt, daß sich bereits im 1. Trimenon die charakteristischen Verminderungen des Flußwiderstands in den uteroplazentaren Arterien mit höherem enddiastolischen Fluß einstellen. Dopplersignale lassen sich bereits früh im 1. Trimenon auch von der Nabelschnur ableiten (Abb. 54), ihre Interpretation ist aber wegen mangelnder Erfahrung in dieser Schwangerschaftsphase noch schwierig. Die mit der farbkodierten Dopplersonographie leicht mögliche Darstellung der uterinen und kindlichen Gefäßverläufe sowie deren Flußrichtungen kann bei der Interpretation schwieriger Ultraschallbefunde auch im 1. Schwangerschaftstrimenon hilfreich sein.

Sonographisches Screening in der Frühschwangerschaft

Die Bundesrepublik Deutschland ist in der glücklichen Situation, daß mit der Neufassung der Mutterschaftsrichtlinien vom 31. 10. 1979 zwei Ultraschalluntersuchungen (in der 16.–20. und der 32.–36. SSW) im Sinne eines Screening eingeführt sind. Bei der ersten Screeninguntersuchung wird die Schwangerschaft insbesondere im Hinblick auf ihre Vitalität, die Anzahl der Feten und die Fruchtwassermenge sowie zum Ausschluß von Fehlbildungen untersucht. Durch die Messungen von BPD, ATD und FL ergeben sich dabei in ca. 15–25% Korrekturen des berechneten Schwangerschaftsalters. In einigen ausländischen randomisierten Studien konnte mit statistischer Signifikanz gezeigt werden, daß durch eine zweite Untersuchung kindliche Mangelentwicklung und Makrosomien erkannt und durch ein solches Ultraschallscreeningprogramm die perinatologischen Ergebnisse verbessert werden können [60]. Auch wenn gelegentlich noch in der Literatur einer Ultraschallindikation nur auf Grund spezifischer Risikofaktoren gegenüber einem allgemeinen Screening der Vorzug gegeben wird [61], setzt sich weltweit der Trend zur allgemeinen sonographischen Untersuchung möglichst aller Schwangeren durch.

Da bereits im 1. Trimenon viele Schwangerschaftsanomalien einschließlich der Extrauteringravidität sonographisch erfaßt werden könnten [62], ist die Forderung nach Einführung einer Screeninguntersuchung bereits zu diesem Graviditätszeitpunkt erhoben worden. Ein zusätzliches Argument für eine erste Ultraschalluntersuchung in der Frühschwangerschaft ist, daß in 95% der Fälle durch Messungen der Scheitel-Steiß-Länge das Gestationsalter im ersten Trimenon mit einer Genauigkeit von ± 3 Tagen bestimmt werden kann, während die Abweichung in der 16.–18. SSW schon ± 10 Tage beträgt. In einer schwedischen Studie [64] wurde ermittelt, daß bei einer Messung der Scheitel-Steiß-Länge in der Frühschwangerschaft und nachfolgender Bestimmung des Bauchumfangs zwischen 32. und 35. SSW ungefähr 90% der wachstumsretardierten Feten unter Berücksichtigung der 15. Perzentile erfaßt würden. Bei einer weiteren Untersuchung in Schweden [65], in der 2504 Frauen mit Ultraschallscreeninguntersuchung in der 10.–14. SSW mit 1358 Frauen verglichen wurden,

bei denen nur gezielte Untersuchungen bei besonderen Indikationen durchgeführt worden waren, zeigte sich, daß die Raten von Geburtseinleitungen und
Kaiserschnitten in der Screeninggruppe geringer waren. Durch diese Untersuchung ist allerdings nicht geprüft worden, ob eine erste Ultraschalluntersuchung
in der 16. SSW nicht ähnlich gute perinatologische Folgewirkungen gehabt
hätte. Dieser Frage gingen Aydinli et al. [60] nach, die in einem Chorionpro-
gramm 502 aufeinanderfolgende Einlingsschwangerschaften auswerteten, bei
denen Messungen von denselben Untersuchern vor der 12. und in der 16. SSW
sowie genaue Daten über den Schwangerschaftsausgang vorlagen. Bei einer
Analyse der Daten stellte sich heraus, daß die zusätzliche Messung im 1.
Trimenon gegenüber einer erstmaligen Messung im 2. Trimenon keine signifikante Verbesserung im Hinblick auf die Erfassung von kindlichen Hypo- oder
Hypertrophien bringt.

Auch wenn somit ein Kosten-Effektivitäts-Nachweis für diesen Parameter
problematisch ist, erscheint uns wegen des heute sehr breiten Spektrums früher
sonographischer Untersuchungsmöglichkeiten einschließlich der Feststellung
der kindlichen Vitalität, kindlicher Anomalien sowie einer Extrauteringravidität eine routinemäßige Untersuchung im 1. Trimenon sinnvoll. Darüber hinaus
hilft eine Ultraschalluntersuchung im 1. Trimenon, eine frühe Bindung zwischen Eltern und Kind („parental bonding") herzustellen, bevor die Mutter
Kindsbewegungen verspürt. Die Mutterschaftsrichtlinien sollten in Richtung
einer schon im 1. Trimenon durchzuführenden Ultraschalluntersuchung neu
überdacht werden, um einen dem heutigen Standard der geburtshilflichen
Sonographie in unserem Lande angemessenen Screeningfahrplan weiterentwik-
keln zu können.

Literatur

1. A. I. U. M. Bioeffects Committee (1983) Safety considerations for diagnostic ultrasound. Ame-
   rican Institute of Ultrasound in Medicine, Washington D. C.
2. Soothill PW, Nicolaides KH, Rodeck CH, Campbell S (1987) Amniotic fluid and fetal tissues
   are not heated by obstetric ultrasound scanning. Br J Obstet Gynecol 94:675–677
3. Timor-Tritsch I, Rottem S (1988) Transvaginal sonography. Elsevier, New York
4. Goldstein SR (1988) Endovaginal sonography. Alan R Liss, New York
5. Romero R, Jeanty P, Hobbins JC (1984) Diagnostic ultrasound in the first trimester of
   pregnancy. Clin Obstet Gynecol 27:286–313
6. Hansmann M, Hackelöer BJ, Staudach A (1985) Ultraschalldiagnostik in Geburtshilfe und
   Gynäkologie. Springer, Berlin Heidelberg New York Tokyo
7. Ahmed AG, Klopper A (1986) Estimation of gestational age by last menstrual period by
   ultrasound scan and SPI concentration. Comparison with date of delivery. Br J Obstet Gynaecol
   93:122–127
8. Reece EA, Petrie RH, Sirmans MF (1983) Combined intrauterine and extrauterine gestations:
   a review. Am J Obstet Gynecol 146:323–330
9. Rempen A (1988) Der embryonale Dottersack bei gestörter Frühschwangerschaft. Geburtshilfe
   Frauenheilkd 48:804–808

10. Yeh HC, Rabinowitz JG (1988) Amniotic sac development: ultrasound features of early pregnancy – the double bleb sign. Radiology 166:97–193
11. Mantoni M, Pedersen JF (1983) Ultrasound demonstration of the amniotic membrane. Acta Obstet Gynecol Scand 62:59–61
12. Robinson HP, Fleming JEE (1975) A critical evaluation of sonar „crown-rump-length" measurements. Br J Obstet Gynaecol 82:702–710
13. Funk A, Fendel H (1988) Ultraschallechographische Darstellbarkeit und Messung der Amnionhöhle und des Dottersacks in der frühen Schwangerschaft: Vergleichende Untersuchung von intakten und gestörten Schwangerschaften. Z Geburtshilfe Perinatol 192:159–66
14. Coleman BG, Arger PH (1988) Ultrasound in early pregnancy complications. Clin Obstet Gynecol 31:3–18
15. Jain KA, Hamper UM, Sanders RL (1988) Comparison of transvaginal and transabdominal sonography in the detection of early pregnancy and its complications. AJR 151:1139–1143
16. De Crespigny LC (1988) Early diagnosis of pregnancy failure with transvaginal ultrasound. Am J Obstet Gynecol 159:408–409
17. Goldstein SR, Subramanyam BR, Raghavendra BN, Haril SC, Hilton S (1983) Subchorionic bleeding in threatened abortion: Sonographic findings and significance. AJR 141:975–978
18. Holzgreve W, Miny P (1987) Chorionzottendiagnostik. Edition Medizin, Weinheim
19. Meinel K. Genitaltumoren und Frühgravidität. Meinel K, Issel EP, Watzek H (Hrsg.) Geburtshilfliche und Gynäkologische Ultraschalldiagnostik. G. Thieme, Leipzig, im Druck. Kapitel 2.2.4.
20. Muram D, Gillieson M, Walter JH (1980) Myomas of the uterus in pregnancy: ultrasonographic follow-up. Am J Obstet Gynecol 138:16–19
21. Penner DR, Bowerman RA, Silver TM (1985) Echogenic adnexal masses associated with first trimester pregnancy: sonographic appearance and clinical significance. J Clin Ultrasound 13:391–396
22. Hogston P, Lilford RJ (1986) Ultrasound study of ovarian cyst in pregnancy: prevalence and significance. Br J Obstet Gynecol 93:625–628
23. Jones TB, Fleischer AC, Daniel JF, Lindsey AM, James AE (1986) Sonographic characteristics of congenital uterine abnormalities and associated pregnancy. J Clin Ultrasound 8:435–437
24. Hochner-Celnikier D, Horwitz A, Beller U, Milwudsky A, Yagel S (1984) Uterus didelphys. Ultrasound diagnosis in the case of an adnexal mass as a presenting symptom in early pregnancy. Eur J Gynecol Reprod Biol 16:339–342
25. Holden R (1983) First trimester rudimentary horn pregnancy: prerupture ultrasound diagnosis. Obstet Gynecol 61:56–58
26. Pennes DR, Bowerman RA, Silver TM, Smith SJ (1987) Failed first trimester pregnancy termination: uterine anomaly as etiologic factor. J Clin Ultrasound 15:165–170
27. Fine C, Bundy AL, Berkowitz RS, Boswell SB, Berezin AF, Doubilet PM (1989) Sonographic diagnosis of partial hydatiform mole. Obstet Gynecol 73:414 418
28. Mantoni M (1987) Ultrasound studies of patients with bleeding in early pregnancy. Dan Med Bull 34:250–260
29. Nyberg DA, Mack LA, Laing FC, Jeffrey RB (1988) Early pregnancy complications: endovaginal sonographic findings correlated with human chorionic gonadotropin levels. Radiology 167:619–622
30. Mahony BS, Filly RA, Nyberg DA, Callen PW (1985) Sonographic evaluation of ectopic pregnancy. J Ultrasound Med 4:221–228
31. Werber J, Prasadarao PR, Harris VJ (1983) Cervical pregnancy diagnosed by ultrasound. Radiology 149:279–280
32. Braat DDM, Exalto N, Bernardus RE, Arts NFT, Rajnhere JR (1985) Twin pregnancy: case reports illustrating variations in transfusion syndrome. Eur J Obstet Gynecol Reprod Biol 19:383–390
33. Gindoff PR, Yeh MN, Jewelewicz (1986) The vanishing sac syndrome. Ultrasound evidence of pregnancy failure in multiple gestations, induced and spontaneous. Obstet Gynecol 31:322–325
34. Jauniaux E, Elkazen N, Leroy F, Wilkin P, Rodesch F, Hustin J (1988) Clinical and morphological aspects of the vanishing twin phenomenon. Obstet Gynecol 72:577–581
35. Saidi MH (1988) First trimester bleeding and the vanishing twin: A report of three cases. J Reprod Med 33:831–834

36. Cochrane WJ (1980) The value of ultrasound in the management of intrauterine devices. In: Sanders RC, Janes AE (eds) Ultrasonography in obstetrics and gynecology. Appleton-Century-Crofts, New York, pp 335–343
37. Harlap S, Shiono PH, Ramcharan S (1980) Spontaneous foetal losses in women using different contraceptives around the time of conception. Int J Epidemiol 9:49–56
38. Blumberg BD, Golbus MS (1975) Psychological sequelae of elective abortion. West J Med 123:188–193
39. Muth C, Exler U, Miny P, Holzgreve W (1989) Die psychische Verarbeitung eines Schwangerschaftsabbruches aus genetischer Indikation im zweiten Trimenon. Z Geburtshilfe Perinatol 193:96–99
40. Brambati B, Simoni G (1987) Chorionzottenentnahme im I. Trimenon: Techniken und Anwendung zur zytogenetischen Diagnostik. In: Holzgreve W (Hrsg) Pränatale Medizin. Springer, Berlin Heidelberg New York Tokyo, 117–131
41. Holzgreve W, Hogge WA, Golbus MS (1984) Chorion villi sampling (CVS) für prenatal diagnosis of genetic disorders: first results and future research. Eur J Obstet Gynecol Reprod Biol 17:121–130
42. Brambati B, Lanzani A, Oldrini A (1988) Transabdominal chorionic villus sampling. Clinical experience of 1159 cases. Prenat Diagn 8:609–617
43. Rhoads GG, Jackson LG, Schlosselman SE, DelaCruz FF, Desnick RJ, Golbus MS, Ledbetter DH, Lubs HA, Mahoney MJ, Pergament E, Simpson JL, Carpenter RJ, Elias S, Ginsberg NA, Goldberg JD, Hobbins JC, Lynch L, Shiono PH, Wapner RJ, Zachary JM (1989) The safety and efficacy of chorionic villus sampling for early prenatal diagnosis of cytogenetic abnormalities. N Engl J Med 320:609–617
44. Canadian Collaborative CVS-Amniocentesis Clinical Trial Group (1989) Multicentre randomised clinical trial of chorionic villus sampling and amniocentesis. Lancet I:1–6
45. Holzgreve W, Miny P, Basaran S, Fuhrmann W, Beller FK (1987) Safety of placental biopsy in the second and third trimester. N Engl J Med 317:1159
46. Holzgreve W, Reisch A, Miny P, Beller FK (1985) Sample size needed to assess risk of abortion after chorionic villus sampling. Lancet I:223
47. Miny P, Basaran S, Pawlowitzki IH, Horst J, Westendorp A, Niedner W, Holzgreve W (1989) Validity of cytogenetic analyses from trophoblast tissue troughout gestation. Am J Med Genet 33:136–141
48. Goldberg JD, Desnick RJ (1987) Pränatale Diagnostik im 1. Trimenon. Anwendung bei genetisch bedingten Stoffwechselstörungen. In: Holzgreve W (Hrsg) Pränatale Medizin. Springer, Berlin Heidelberg New York Tokyo, 132–140
49. Holzgreve W, Aulehla-Scholz C, Griese EU, Oehme R, Miny P, Horst J (1987) Erfahrungen mit der pränatalen Diagnostik von Sichelzellanämie und Thalassämien im ersten Schwangerschaftstrimenon: Aspekte für den Frauenarzt. Geburtshilfe Frauenheilkd 47:533–536
50. Holzgreve W, Kurlemann G, Enders G, Helftenbein E, Roggendorf M (1990) Röteln, Zytomegalie, Toxoplasmose, Parvovirus-B19-Infektion. Pränatale Diagnostik bei Infektionen in der Schwangerschaft. Gyne II:1–5
51. Johnson A, Godmilow L (1988) Genetic amniocentesis at 14 weeks or less. Clin Obstet Gynecol 31:345–352
52. Hanson FW, Zorn EM, Tennant FR, Marianos S, Samuels S (1987) Amniocentesis before 15 weeks gestation: Outcome, risks and technical problems. Am J Obstet Gynecol 156:1524–1531
53. Timor-Tritsch IE, Farine D, Rosen MG (1988) A close look at early embryonic development with the high-frequency transvaginal transducer. Am J Obstet Gynecol 159:676–681
54. Green JJ, Hobbins JC (1988) Abdominal ultrasound examination of the first-trimester fetus. Am J Obstet Gynecol 159:165–175
55. Schmidt W, Yarkoni S, Crelin E, Hobbins JC (1987) Sonographic visualization of physiologic anterior abdominal wall hernia in the first trimester. Obstet Gynecol 69:911–915
56. Cyr DR, Mack LA, Nyberg DA, Shepard TH, Shuman WP (1988) Fetal rhombencephalon: Normal US findings. Radiology 166:691–692
57. Benacerraf BR, Lister JE, DuPonte BL (1988) First trimester diagnosis of fetal abnormalities. A report of three cases. J Reprod Med 33:777–780
58. Christie AD (1984) Ultrasound screening for structural defects in early pregnancy. Ultrasound Med Biol 10:485–507

59. Campbell S, Bewley S, Cohen-Overbeek T (1987) Investigation of the uteroplacental circulation by Doppler Ultrasound. Semin Perinatol 11:362–368
60. Aydinli K, Miny P, Holzgreve W (1989) Würde eine zusätzliche Ultraschall-Screeninguntersuchung im ersten Trimenon bei der Beurteilung des fetalen Wachstumsverlaufes helfen? Ultraschall Klin Prax 4:28–31
61. Imoedemke DAG, Mitford E, Chan R, Diakanbakkch O (1985) An evaluation of routine early pregnancy ultrasonography. Acta Obstet Gynecol Scand 64:427–431
62. Stabile I, Campbell S, Grudzinkas JG (1987) Ultrasound assessment of complications during first trimester of pregnancy. Lancet II:1237–1240
63. Robinson HP, DeCrespigny LC, Buttery B (1987) Ultrasound scans in early pregnancy. Med J Austr 146:168–169
64. Selbing A, Wichman K, Ryden G (1984) Screening for detection of intra-uterine growth retardation by means of ultrasound. Acta Obstet Gynecol Scand 69:543–548
65. Belfrage P, Fernström I, Hallenberg G (1987) Routine or selective ultrasound examinations in early pregnancy. Obstet Gynecol 69:747–750

Die Wertigkeit laborchemischer Parameter bei der Beurteilung der gestörten Frühgravidität

M. KROHN[1]

Einleitung

Die Diagnostik der symptomarmen gestörten Frühgravidität ist auch heute noch problematisch. Eine nicht erkannte Eileiterschwangerschaft birgt nach wie vor die Gefahr lebensgefährlicher intraabdominaler Blutungen in sich.

Wenn trotz steigender Inzidenz der Extrauteringraviditäten die Rate mütterlicher Todesfälle in den letzten Jahren sank, so ist dies im wesentlichen durch 3 Faktoren bedingt:

1. durch die zunehmende Informiertheit von Patientinnen über die Möglichkeit von Störungen in der Frühschwangerschaft,
2. durch die hohe Leistungsfähigkeit der Sonographie,
3. durch verbesserte biochemische Diagnostikverfahren.

Im folgenden soll auf die Erweiterung und Verfeinerung neuerer serologischer Untersuchungsmethoden eingegangen werden, die neben der Ultraschalltechnik dazu beitragen, den Zeitpunkt der sicheren Diagnose einer gestörten bzw. intakten Frühschwangerschaft vorzuverlegen.

Der Fortschritt verbesserter Techniken soll exemplarisch verdeutlicht werden an der Gegenüberstellung zweier Arbeiten aus den Jahren 1980 und 1989:

Jouppila et al. untersuchten 1980 den Wert ultrasonographischer und hormoneller Abklärung an 188 gestörten Frühschwangerschaften und kamen zu dem Schluß, daß in der Regel erst nach der 9. *Schwangerschaftswoche* die intakte Gravidität gesichert und von der gestörten definitiv unterschieden werden könne. Als hormonelle Parameter dienten ihnen β-HCG, Östradiol und Progesteron.

Wiedemann et al. (1989) untersuchten 112 Schwangerschaften, die im Rahmen von Fertilitätsprogrammen (In-vitro-Fertilisation mit Embryotransfer, intratubarer Gametentransfer) betreut wurden, deren Konzeptionstermin somit genau feststand. Durch die Kombination von Vaginosonographie und dreitägigen Serienbestimmungen von 17β-Östradiol, β-HCG sowie Progesteron war die

[1] Frauenklinik, Zentralkrankenhaus St.-Jürgen-Straße, St.-Jürgen-Straße, D-2800 Bremen 1

Diagnose einer intakten intrauterinen Gravidität bis zum 27. Tag nach Ovulationsinduktion sicher möglich, das entsprach dem Ende der *6. Schwangerschaftswoche.* Der früheste Nachweis gelang am 20. Tag nach Ovulationsinduktion.

Nachfolgend soll auf die Schwangerschaftsproteine
– (β)-HCG (humanes Choriongonadotropin),
– SP1 (Schwangerschaftsprotein),
– PAPP A, B, C, D (pregnancy-associated plasma proteins),
– PP5 (plazentares Protein) und
– EPF (early pregnancy factor)
eingegangen werden, ferner auf die Hormone
– Progesteron
– Östradiol
sowie auf die nicht schwangerschaftsspezifischen Parameter
– LDH
– Coeruloplasmin und Kupfer
– CA 12-5.

Plazentare Proteine

Das für die Überwachung der Frühschwangerschaft relevanteste plazentare Protein ist zweifelsohne das (β)-HCG. In den letzten Jahren wurden einige andere Proteohormone plazentaren Ursprungs beschrieben. Ihre Funktion ist teilweise noch nicht näher charakterisiert.

Humanes Choriongonadotropin (HCG)

Das Gesamtmolekül HCG setzt sich aus einer α- und β-Untereinheit zusammen. Als Folge einer Kreuzreaktion mit LH kann ein fälschlich hoher HCG-Spiegel gemessen werden, so daß inzwischen nur die β-Einheit als schwangerschaftsspezifisches Hormon bestimmt werden sollte. Der β-HCG-Wert wird heute in mIU/ml gemäß dem Second International Standard for Chorionic Gonadotropin gemessen. Der Umrechnungsfaktor zur 1. Internationalen Referenzpräparation beträgt 1 mIU/ml β-HCG (Second International Standard) = 2,2 mIU/ml (First International Reference Preparation). Der Nachweis des HCG im mütterlichen Serum kann radioimmunologisch bereits 6−8 Tage nach der Fertilisation gelingen, ab dem 11. Tag nach dem präovulatorischen LH-Gipfel ist β-HCG in 100% der Fälle meßbar (Gerhard u. Runnebaum 1988). Dabei ist bislang nicht gesichert, ob bereits die präimplantatorische Blastozyste HCG produziert oder ob dieses erst nach der Implantation geschieht. Die

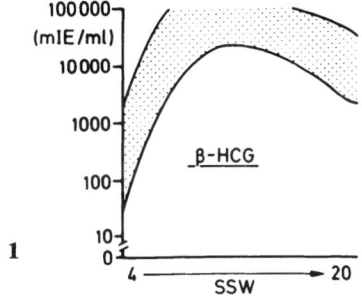

Abb. 1. Maximalanstiege des HCG. (Nach Runnebaum u. Rabe 1987)

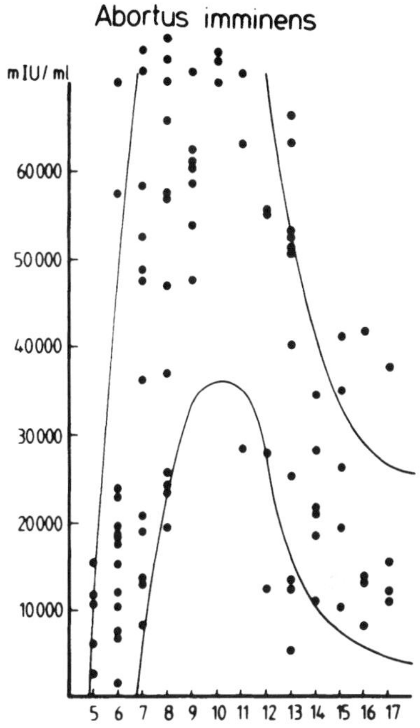

Abb. 2. Streubreite der HCG-Werte, 5.–17. SSW. (Nach Runnebaum u. Gerhard 1983)

Verdoppelungszeit des HCG liegt zwischen 1,7 und 2 Tagen (Gips 1986), nach anderen Autoren zwischen 1,3 und 3,7 Tagen (Rechenberg 1989). Bei Mehrlingsschwangerschaften steigt der HCG-Spiegel schneller als bei Einlingsschwangerschaften (Taubert u. Dericks-Tan 1985; Schindler 1989). Das Maximum der HCG-Produktion liegt zwischen der 8. und 12. Schwangerschaftswoche (vgl. Abb. 1). Nach Totalverlust (Abort, Kürettage) trophoblastischen Gewebes sinkt der Serum-HCG-Spiegel innerhalb von 24 h jeweils um die Hälfte (Taubert u. Dericks-Tan 1985).

Das HCG stimuliert die Progesteronsynthese des Corpus luteum graviditatis, ferner soll es in der embryonalen Entwicklung differenzierend und stimulierend auf endokrine Zellen und Zellsysteme wirken und eine immunologische Rolle zur Verhinderung der Abstoßung der Blastozyste spielen.

Von außerordentlichem Nachteil für die differentialdiagnostische Abklärung einer gestörten Frühschwangerschaft ist die große Streubreite der HCG-Werte (vgl. Abb. 2). Wiedemann et al. (1989) diagnostizierten am Tag + 24 nach Ovulationsinduktion bei intakten Einlingsschwangerschaften β-HCG-Werte zwischen 500 und 9400 mIU/ml. Schmidt et al. (1981) fanden bis zur 7. + 0 Schwangerschaftswoche von später diagnostizierten Extrauteringraviditäten sämtliche β-HCG-Einzelbestimmungen innerhalb einer Normbereichskurve; erst nach der 7. + 0 Schwangerschaftswoche lagen 9 von 12 Meßwerten deutlich außerhalb des Normbereichs.

Wenngleich die Aussagekraft einer Einzelbestimmung des Schwanger-
schaftshormons also beträchtlich zu relativieren ist, wurde versucht, Grenzwerte zu finden, die eine Extrauteringravidität wahrscheinlich werden lassen.
Ackerman et al. (1982) fanden bei 12 nichtrupturierten Eileiterschwangerschaften HCG-Werte von 1190 ± 320 mIU/ml, 15 rupturierte Extrauteringraviditäten
wiesen HCG-Werte von 4160 ± 400 mIU/ml auf. Der Unterschied war statistisch signifikant. Bei einem Grenzwert von 2000 mIU/ml lagen 11 von 12
nichtrupturierten Extrauteringraviditäten unterhalb des Cut-off-Wertes, aber
auch 3 von 15 rupturierten Extrauteringraviditäten. Ein Zuwarten bis zu einem
HCG-Wert von 2000 würde also bedeuten, daß 20% der Extrauteringravidi-
ten schon rupturiert sein könnten. Wiedemann et al. (1989) empfahlen die
frühzeitige laparoskopische Abklärung bei Verdacht auf eine gestörte Schwangerschaft bei β-HCG-Werten von 1500 mIU/ml oder darüber.

In ähnlicher Weise wie für die Extrauteringravidität wurde geprüft, ob
Korrelationen zwischen HCG-Werten und drohendem Abort bestünden. Hertz
at el. (1980) fanden bei 64 Patientinnen mit der Verdachtsdiagnose „drohender
Abort", daß HCG-Werte unterhalb 10000 mIU/ml zwischen der 8. und 15.
Schwangerschaftswoche immer ein Abortgeschehen anzeigten. Confino et al.
(1986) untersuchten 300 Schwangerschaften im Rahmen von IVF-Studien und
fanden tendenziell niedrigere β-HCG-Werte bei Schwangerschaften, die als
Abort endeten oder extrauterin angelegt waren. Die Unterschiede waren
jedoch im Vergleich zu intakten Einlingsschwangerschaften nicht signifikant.
Durch *zwei* β-HCG-Bestimmungen am Tag + 9 und + 17 nach Ovulation ließen
sich nach Auffassung der Autoren differentialdiagnostisch sichere Aussagen
treffen. Wiedemann et al. (1989) konnten die Tendenz zu abgeflachten β-HCG-
Verläufen bei gestörten Frühschwangerschaften bestätigen, wegen der großen
Streubreite „normaler" β-HCG-Werte allerdings ohne statistische Signifikanz.
Die Aussage Confinos, durch 2 β-HCG-Bestimmungen zwischen Extrauteringravidität, Abort und intakter Schwangerschaft bei bekanntem Ovulations-
termin sicher zu differenzieren, konnten die Autoren allerdings nicht belegen.

Auch die Kombination von Ultraschall und β-HCG-Bestimmung erfüllte
zunächst die in sie gesetzten Hoffnungen nicht: Cartwright u. Di Pietro errechneten 1984, daß die Korrelation eines einzigen β-HCG-Werts mit einer Ultraschalluntersuchung nur in 21% die definitive Diagnose „nicht intakte" Schwangerschaft erbrachte, im übrigen aber erst serienmäßige β-HCG-Bestimmungen
eine korrekt Aussage erlaubten. Mit der Verbreitung des Vaginalschalls ergaben sich deutlich günstigere diagnostische Möglichkeiten. Bernaschek et al.
publizierten 1988, daß eine Fruchthöhle ab β-HCG-Werten von 750 mIU/ml,
selbst bei retrovertiertem Uterus, durch Vaginosonographie erkennbar sein
müsse. Ihnen gelang die korrekte Diagnose einer intrauterinen Schwangerschaft ab sonographischem Nachweis eines intrauterinen Fruchtsacks von 2 mm,
2 Tage nach Ausbleiben der erwarteten Menses. Der niedrigste β-HCG-Wert

einer richtig diagnostizierten intrauterinen Schwangerschaft mit vaginalsonographischem Nachweis eines intrauterinen Fruchtsacks betrug 141 mIU/ml.

Zusammenfassend sind folgende Schlüsse erlaubt:

Wenn keine deutlichen anamnestischen oder klinischen Hinweise für eine Extrauteringravidität vorliegen, sollten 2 β-HCG-Werte abgewartet werden. Ein Anstieg von 30% und mehr innerhalb von 48 h ist meist gleichbedeutend mit einer entwicklungsfähigen Gravidität (Rechenberg 1989). Zu beachten ist, daß ein ungestörter β-HCG-Anstieg zunächst auch bei Tubarschwangerschaften möglich ist.

Mit zunehmender Verbreitung des Vaginalschalls und entsprechender Routine der behandelnden Ärzte kann zukünftig ein β-HCG-Wert von ca. 750–2000 mIU/ml bei leerem Uteruskavum Anlaß zur operativen Abklärung der gestörten Frühschwangerschaft sein. Betont werden muß, daß dieses Vorgehen nur bei ausgezeichneter sonographischer Technik und Erfahrung zu rechtfertigen ist. Andernfalls sollte der weiteren Verlaufskontrolle beider Parameter Vorrang eingeräumt werden vor übereilter Aktivität. Sofern durch Anamnese, klinische Symptome, durch Palpation oder Sonographie Anhalt für eine extrauterine Schwangerschaft besteht, sollte wegen der Tubenrupturgefahr spätestens bei β-HCG-Werten > 1500 mIU/ml allerdings nicht abgewartet, sondern laparoskopiert werden.

Schwangerschaftsprotein 1 (SP1)

1970 isolierten Tatarinov und Masuyukevich das trophoblast-spezifische β1-Globulin SP1 (Keller 1986). Bohn charakterisierte das Protein wenig später (Bohn 1971). Die Bezeichnung Bohns „Schwangerschaftsprotein" wurde weltweit übernommen. Es handelt sich beim SP1 um ein Glykoprotein, das durch den Synzytiotrophoblasten gebildet wird. Es ist bereits in der Frühschwangerschaft nachweisbar und kann somit als Schwangerschaftstest dienen.

Nach Bohn ließ sich das schwangerschaftsspezifische β1-Glykoprotein spätestens ab der 6.–10. Schwangerschaftswoche mit der Ouchterlony-Technik im Serum nachweisen (Bohn 1971). Die Entwicklung eines hochsensitiven Enzymimmunoassays erlaubte den Nachweis des SP1 im Serum bereits 13–20 Tage nach Ovulation (Eiermann et al. 1981). 1983 publizierten Ahmed u. Klopper eine Arbeit, in der sie 6–14 Tage nach Ovulation in allen untersuchten 22 Schwangerschaften SP1 nachweisen konnten: die Nachweisgrenze lag bei 0,5 μg/l.

Die Normwerte betragen in der 10. Schwangerschaftswoche ca. 10 mg/l. Ähnlich dem HCG liegen die Werte aber innerhalb eines breiten Streubereiches (Abb. 3). Tatra et al. (1983) fanden in der 10. Schwangerschaftswoche einen Mittelwert von 9,05 mg/l innerhalb eines Normbereiches von 3,74–21,91 mg/l; in der 11. Schwangerschaftswoche schwankten die Werte gar zwischen 2,89 und

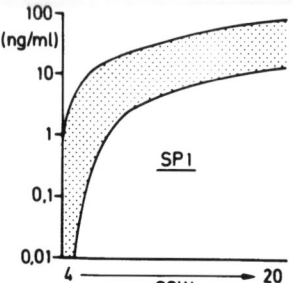

Abb. 3. SP1-Verläufe. (Nach Runnebaum u. Rabe 1987)

40,28 mg/l bei intakten Graviditäten. Die Halbwertszeit im Serum wird mit 24–50 h angegeben (Tamsen et al. 1984), Eiermann et al. (1981) konnten allerdings auch 6 Wochen nach Stillstand der Trophoblastaktivität noch Spuren des Proteins im Serum nachweisen. Das SP1 steigt parallel zum HCG, seine Verdoppelungszeit wird mit 2,4 Tagen angegeben (Gerhard u. Runnebaum 1988). SP1 ist stark erhöht bei Molenschwangerschaften (Bischof et al. 1986). Die physiologische Bedeutung des SP1 soll im immunsuppressiven System liegen, eine genaue Abklärung steht noch aus.

Ahmed u. Klopper (1984) untersuchten den SP1- und β-HCG-Verlauf bis zur 16. Schwangerschaftswoche. Während die β-HCG-Werte keine Möglichkeit der Schwangerschaftsaltersbestimmungen jenseits von 70 Tagen nach der letzten Periode boten, erlaubten die SP1-Verläufe auch nach der 9./10. Schwangerschaftswoche bis zur 16. Schwangerschaftswoche eine gute Korrelation zur Schwangerschaftsdauer.

Sehr kritisch beurteilten Marty et al. (1987) den Wert des SP1. In 8 nach Embryotransfer entstandenen Schwangerschaften konnte SP1 erst 13–19 Tage nach Embryotransfer durch Laparoskopie bestimmt werden, während β-HCG bereits vorher meßbar war. Nach Meinung der Autoren sei SP1 nicht geeignet als Marker für okkulte Aborte im Rahmen von IVF-Programmen. Positive SP1-Werte ohne β-HCG-Anstieg seien insbesondere während der frühen Lutealphase nach Embryotransfer vorsichtig zu interpretieren.

Möglicherweise werden HCG und SP1 parallel produziert. Damit hinge der Zeitpunkt der meßbaren Spiegel ausschließlich von der Empfindlichkeit der Methode ab (Schindler 1989). Die Möglichkeit der Unterscheidung zwischen extra- und intrauteriner Gravidität durch SP1-Titerbestimmungen wird unterschiedlich gewertet und erlaubt noch kein abschließendes Urteil.

Der *Vorteil* des SP1 im Vergleich zum HCG liegt in der enzymimmunologischen Untersuchungsmethode gegenüber der aufwendigeren radioimmunologischen Bestimmung (Eiermann 1983; Pape 1985). Von zusätzlichem Vorteil ist die regelhaft ansteigende Verlaufskurve des SP1 in der Frühschwangerschaft. Auch nach der 8. Schwangerschaftswoche steigt das SP1 kontinuierlich an, so daß gestörte Graviditäten jenseits Mens III durch SP1 besser nachweisbar sind

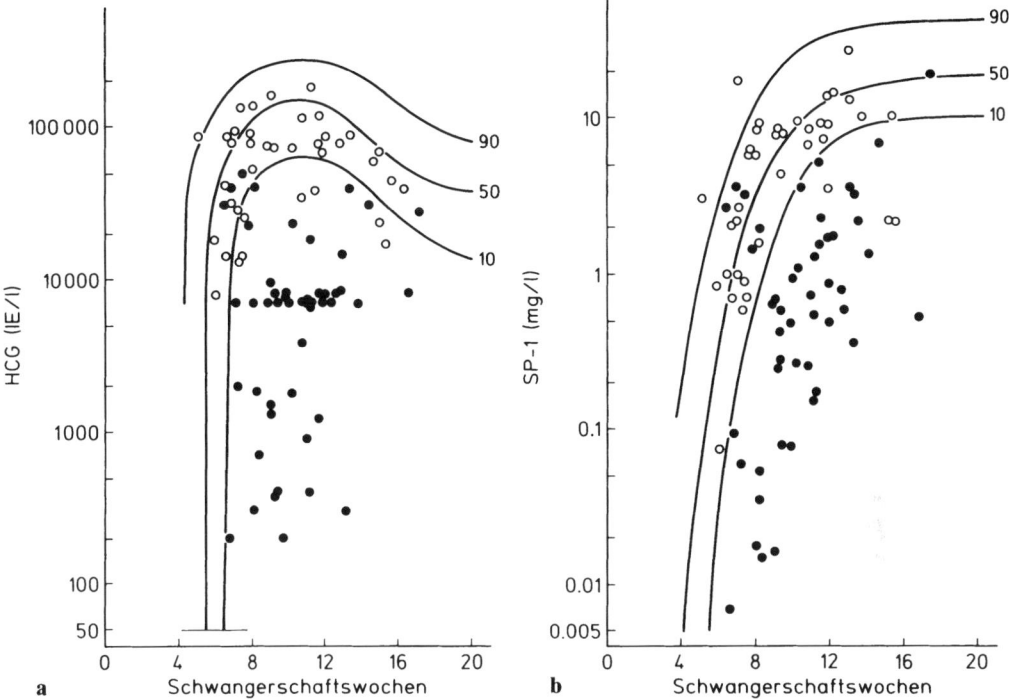

Abb. 4a, b. HCG (**a**) und SP1 (**b**) bei Abortus imminens, ○ normaler Schwangerschaftsverlauf, ● Abort. (Nach Vetter et al. 1982)

als durch auch physiologisch abfallende HCG-Werte. Allerdings ist zu erwarten, daß durch die Verbesserung der Ultraschalltechnik unklare Frühschwangerschaften jenseits der 8. Woche in Zukunft in deutlich geringerem Maße vorkommen werden als in der Zeit vor Verbreitung der Vaginalsonographie, so daß sich die Einsatzmöglichkeiten des SP1 unter dem Aspekt des zuletzt erwähnten Vorteils reduzieren werden. Nach HCG-Substitution in der Lutealphase, die die β-HCG-Bestimmung verfälscht, kann SP1 ersatzweise als Schwangerschaftstest dienen.

Nachteil des SP1 gegenüber dem HCG ist die unsichere Erkennung ausschließlich biochemischer Schwangerschaften. Da so geartete Fragestellungen nur speziellen Zentren vorbehalten sind, wird dieser Nachteil eher selten relevant.

Vetter et al. (1982) folgerten aus einer vergleichenden Untersuchung zwischen HCG und SP1 bei normaler und bedrohter Frühschwangerschaft, daß beide Parameter gleichermaßen zur Überwachung der Trophoblastfunktion geeignet seien (vgl. Abb. 4). Auch Schmidt et al. (1983) fanden in einer Analyse der Wertigkeit von β-HCG und SP1 in bezug auf die ektope Schwangerschaft keinen deutlichen Vorteil eines Parameters vor dem anderen. In der

Praxis hat sich allerdings dennoch die HCG-Bestimmung als die empfindlichere
Methode gegenüber dem SP1 durchgesetzt.

Pregnancy-associated plasma proteins (PAPP) A, B, C, D

1974 charakterisierten Lin et al. mittels Gelimmundiffusion 4 humane schwan-
gerschaftsassoziierte Plasmaproteine, die sie mit PAPP A, B, C, D bezeichne-
ten. PAPP-C erwies sich als identisch mit dem SP1, PAPP-D entsprach dem
HPL.

Über die genaue physiologische Bedeutung der Proteine PAPP A und B
herrscht Unklarheit. Das PAPP-A hat eine Funktion im Gerinnungssystem,
diskutiert wird ferner eine immunsuppressive Wirkung. Hinsichtlich der biolo-
gischen Bedeutung des PAPP-B ist noch weniger bekannt.

1981 konnten Bischof et al. erstmals PAPP-A bei Nichtschwangeren radioimmunologisch nachweisen. 1984 zeigten Bischof et al., daß nach Entfernung
der Plazenta bzw. des Trophoblastgewebes PAPP-A weiterhin durch Dezidua-
gewebe produziert wird. Unabhängig von der nicht abgeschlossenen Diskussion
um den Ursprungsort und die Genese des PAPP-A konnten Bischof et al.
(1981) in einer Gruppe von 159 Frühschwangerschaften (36–86 Tage Amenorr-
hö) einen kontinuierlichen Anstieg des PAPP-A im Schwangerschaftsverlauf
messen. Anthony et al. (1983) werteten den kontinuierlichen Anstieg des
PAPP-A zwischen 7. und 14. Schwangerschaftswoche als additiven Parameter
in der Überwachung der Frühschwangerschaft. Erste Ergebnisse ihrer Untersuchung deuteten darauf hin, daß die Mehrheit der gestörten Frühschwangerschaften erniedrigte PAPP-A-Werte zeigte. Im Gegensatz hierzu fanden Bischof et al. (1986) bei Spontanaborten nach Einsetzen der Blutung ansteigende
PAPP-A-Werte, allerdings auf erniedrigtem Niveau. Eine gut untersuchte
Extrauteringravidität bot zwar leicht fallende PAPP-A-Werte, die aber auch 5
Tage nach Operation noch unverändert waren. Für die Molenschwangerschaft
beschrieben die Autoren erwartungsgemäß erhöhte HCG-Werte als Ausdruck
einer intensivierten Trophoblastaktivität, während die PAPP-A-Werte im
Normbereich lagen. Die Autoren werteten ihre Beobachtungen als indirekten
Hinweis für eine Abhängigkeit des PAPP-A von extratrophoblastischem Gewe-
be, wobei speziell eine Progesteronabhängigkeit vermutet wurde.

Nach Bersinger u. Klopper (1984) handelt es sich beim PAPP-A vermutlich
um ein mütterliches Protein, das durch die Schwangerschaft stimuliert wird. Sie
fanden einen PAPP-A-Anstieg nach der 6.–10. Schwangerschaftswoche. Zwischen 6. und 9. Schwangerschaftswoche erhielten sie Werte, die auch außerhalb
von Schwangerschaften gemessen werden konnten.

Als Resümee läßt sich feststellen, daß unter den schwangerschaftsassoziier-
ten Proteinen lediglich dem PAPP-A bislang eine gewisse Bedeutung zukommt.
Das PAPP-A kann jedoch nicht als Schwangerschaftstest gelten, hier hat das β-

HCG seinen konkurrenzlosen Stellenwert. Der kontinuierliche und proportionale Anstieg des PAPP-A kann im Vergleich zum β-HCG, das große individuelle Schwankungsbreiten aufweist und spätestens nach der 13. Schwangerschaftswoche abfällt, von diagnostischem Vorteil sein, wenngleich die Bestimmung des PAPP-A noch nicht routinemäßig möglich ist. Von daher wäre wegen des einfacheren Verfahrens der SP1-Bestimmung jenseits von Mens III Vorrang einzuräumen.

Plazentares Protein 5 (PP5)

Das plazentare Protein 5 kann mittels RIA im Schwangerenserum nachgewiesen werden, allerdings erst ab der 8. Woche. Seine Funktion ist nicht sicher geklärt, nachgewiesen ist eine Wirkung als Proteaseinhibitor, vermutet wird ferner eine Bedeutung in der Gerinnungskaskade (Gips 1986). Da der Parameter erst relativ spät bestimmt werden kann, bedeutet er zum gegenwärtigen Zeitpunkt keine Bereicherung der routinemäßigen laborchemischen Diagnostik gestörter Frühgraviditäten.

Early-pregnancy-Faktor (EPF)

Der sog. Early-pregnancy-Faktor soll eine schwangerschaftsschützende Funktion im Rahmen des Immunsystems besitzen. EPF läßt sich bislang nur indirekt durch seine immunsuppressive Aktivität nachweisen. Durch einen sogenannten „Rosetteninhibitionstest" wird der EPF-Titer des Serums bestimmt. Erschwerend für die Auswertung ist die relative Instabilität der Rosetten in der Zählkammer. Verbessert wird die Reproduzierbarkeit des Testes durch einen kommerziellen monoklonalen Antikörper (Mesrogli et al. 1988).

Der EPF ist ein Schwangerschaftsprotein, das bereits 24–48 h nach der Befruchtung der Eizelle im Serum nachgewiesen werden kann. Es reagiert sehr empfindlich auf Störungen der Schwangerschaft, ist schon 5–48 h nach Abruptio nicht mehr nachweisbar und kann bereits 1 Woche vor einem Spontanabort abfallen (Gerhard u. Runnebaum 1988; Mesrogli et al. 1988; Straube et al. 1988). Die EPF-Konzentrationen ändern sich bis zur 21. Schwangerschaftswoche nicht (Gerhard u. Runnebaum 1988). Mesrogli et al. (1988) empfahlen anhand einer Studie an 142 Patientinnen mit Verdacht auf Extrauteringravidität neben der β-HCG- die EPF-Bestimmung. Bei positivem β-HCG und gleichzeitig negativem Ergebnis der Serumuntersuchung auf EPF war die Diagnose „Extrauteringravidität" sicherer zu stellen als ohne die Kombination dieser beiden Methoden. Es konnte mit hoher Treffsicherheit (94%) auf eine Störung der Schwangerschaft geschlossen werden. Die Differentialdiagnose Extrauteringravidität/gestörte intrauterine Schwangerschaft muß allerdings die Sonogra-

phie einschließen, nicht zuletzt auch deshalb, weil – als Rarität – ein positiver
EPF-Wert bei bestehender Ovarialzyste ohne Schwangerschaftsnachweis beschrieben wurde (Straube et al. 1988).

Von großem Nachteil ist der technische Aufwand für die Bestimmung des
EPF, der es bislang verhinderte, EPF in die Routinediagnostik der Frühschwangerschaft zu übernehmen.

Relevante nicht schwangerschaftsspezifische Hormone

Die für die Beurteilung der Frühschwangerschaft relevantesten nicht spezifi-
schen Hormone sind das Progesteron und das Östradiol.

Progesteron

Das Progesteron wird in der Schwangerschaft zunächst durch das Corpus
luteum graviditatis, später durch die Plazenta gebildet. Der Übergang vom
Produktionsort Corpus luteum graviditatis auf die Plazenta erfolgt sukzessiv
zwischen 7. und 8. Schwangerschaftswoche. Parallel zu diesem Wechsel findet
sich ein inkonsistenter Nadir des Serumprogesterons zwischen 8. und 10.
Schwangerschaftswoche (Radwanska et al. 1988). Unklar ist, ob niedrige Progesteronwerte gestörte Schwangerschaften verursachen, sei es intra- oder extrauterin, oder ob niedrige Progesteronwerte Folge und Ausdruck einer bereits
gestörten Schwangerschaft sind (Matthews et al. 1986).

Hinsichtlich der Funktion des Progesterons wird ein immunologischer
Schutzmechanismus angenommen. Darüber hinaus hat Progesteron einen Effekt auf die Ruhigstellung des Uterus. Zumindest in den ersten 8 Wochen p. m.
– also vor dem Corpus-luteum-Plazenta-Shift – bleiben die Progesteronwerte
nach dem Lutealphasenanstieg relativ stabil. Dieses hat gegenüber dem β-HCG
den Vorteil, daß Serienbestimmungen des Progesterons eher entbehrlich sind
und die präzise Kenntnis der Schwangerschaftswoche zur Einordnung eines
einzelnen Progesteronwertes weniger relevant ist.

Gleich den Bemühungen um eine Korrelation zwischen β-HCG-Werten und
Extrauteringravidität mangelt es nicht an Untersuchungen, Progesterongrenz-
werte für die intakte Frühschwangerschaft zu definieren.

Die von Matthews et al. 1986 bestimmten Serumprogesteronwerte wiesen
bei allen intakten intrauterinen Schwangerschaften zwischen 3. und 6. Schwangerschaftswoche Werte > 20 ng/ml auf (n = 20), alle extrauterinen Schwangerschaften (n = 29) zeigten Progesteronwerte < 15 ng/ml.

Der Hauptmetabolit des Progesterons im Urin ist das Pregnandiol. 1988
beschrieben Sauer et al. die Möglichkeit, einfach und schnell durch Bestim-

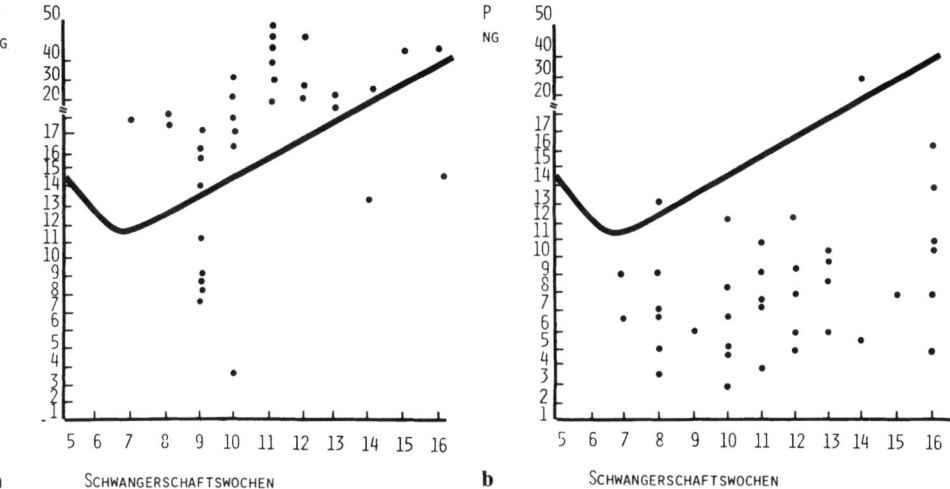

Abb. 5a. Progesteron im Serum bei 34 Graviden mit ausgetragener Schwangerschaft. **b.** Progesteron im Serum bei 38 Graviden mit Abortus imcompletus und missed abortion. (Nach Kowatsch et al. 1986)

mung des Pregnandiol-3-α-Glukuronids im Urin zwischen einer frühen intrauterinen und einer extrauterinen Schwangerschaft zu differenzieren. Als Kontrollgruppe dienten intakte Schwangerschaften der 5.–8. Woche. Die gemessenen Werte unterschieden sich signifikant: $24,5 \pm 2,2$ versus $4,8 \pm 0,7 \mu g/ml$ ($p = 0,0001$). Als Normwert des Pregnandiols wurden $> 9 \mu g/ml$ zugrunde gelegt. 45 von 60 Patientinnen mit einer Extrauteringravidität wiesen Pregnandiolwerte $< 9 \mu g/ml$ auf. Die Autoren berechneten für das Pregnandiol im Urin eine Sensitivität von 100, eine Spezifität von 75%.

Der Wert beider Studien wird allerdings durch das Fehlen einer Vergleichsgruppe gestörter intrauteriner Schwangerschaften deutlich reduziert.

Kowatsch et al. (1986) erzielten durch Serumprogesteronbestimmung bei ausgetragenen Schwangerschaften eine richtig-positive Vorhersage in 76,5%, bei den Fällen mit Abortus incompletus war die Vorhersage in 94,8% zutreffend.

Wenngleich die Progesteronwerte einer gestörten Frühschwangerschaft deutlich unter denen einer intakten Schwangerschaft liegen (vgl. Abb. 5), kann letztlich eine sichere Unterscheidung hinsichtlich der Lokalisation der gestörten Schwangerschaft (intra-, extrauterin) mittels Progesteronwert nicht getroffen werden (Milwidsky et al. 1977). Nur in Einzelfällen wurde durch Progesteronserienbestimmungen ein schnellerer Abfall des Hormons bei Aborten als bei Extrauteringraviditäten belegt, allerdings ohne statistische Signifikanz (Wiedemann et al. 1989). Als weiterer Nachteil der Progesteronbestimmung muß die Schwankungsbreite jenseits der 6. Schwangerschaftswoche erwähnt werden. Zum Zeitpunkt des Übergangs der Progesteronsynthese vom Corpus luteum

auf die Plazenta kann der Progesteronwert bei *intakter* Gravidität fallen und
somit ein Abortgeschehen vortäuschen (Harrison et al. 1978; Matthews et al.
1986). Als Anhaltspunkt mag gelten, daß auch zum Zeitpunkt des Progesteron-
minimums bei intakten Schwangerschaften die Werte jenseits von 10 ng/ml
liegen sollten (Matthews et al. 1986, Radwanska et al. 1988).

Ebenso wie beim β-HCG ist die isolierte Bestimmung des Progesteronwerts
bei der Differentialdiagnose der gestörten Frühschwangerschaft unzureichend.
Erst im Kontext von Anamnese, klinischer Untersuchung, Ultraschall sowie
β-HCG-Bestimmung bietet die Einbeziehung des Progesterons bzw. seines Me-
taboliten eine gute Ergänzung der konventionellen Methoden zur Evaluierung
der gestörten Frühschwangerschaft. Bei anamnestisch und klinisch begründe-
tem Verdacht auf eine Extrauteringravidität mit (noch) normalem β-HCG-
Wert gibt die Progesteronbestimmung eine zusätzliche Information, da der
Progesteronwert häufig bereits unterhalb der Norm liegt (Gerhard u. Runnebaum 1988).

Östradiol

Die physiologische Bedeutung des Östradiols für die Frühschwangerschaft ist
unklar.

Die Bestimmung von E2 (Östradiol) spielt eine Rolle im HCG-substitu-
ierten Zyklus. 17-β-Östradiol-Untersuchungen erlauben bereits die Diagnose
„Schwangerschaft" ab dem 12. Tag nach Ovulationsinduktion, während dieses
aus dem alleinigen β-HCG-Verlauf erst am Tag + 18 nach Ovulationsinduktion
möglich ist (Wiedemann et al. 1989). Allerdings gilt für die E2-Bestimmung der
gleiche Vorbehalt wie für die β-HCG-Bestimmung: Ein Einzelwert kann wegen
der interindividuellen Schwankungen keine präzise Aussage erlauben. Erst
Serienbestimmungen ermöglichen eine sichere Diagnose. Wiedemann et al.
(1989) empfahlen im stimulierten Zyklus zur Diagnose „Schwangerschaft" die
17-β-Östradiol-Bestimmung am Tag + 9 und + 12 nach Ovulationsinduktion.
Unabhängig von der Höhe des E2-Werts sei bei konstant bleibenden E2-
Werten die Diagnose „Schwangerschaft" sicher zu stellen. Extrauteringravidi-
ten zeigten nach Wiedemann et al. einen uncharakteristisch hohen Verlauf des
E2, bei Aborten fand sich eine Tendenz zu kontinuierlicher Abnahme, allerdings ohne Signifikanzunterschied. Auch konstant niedrige Werte um 500 pg/ml
E2 sind mit einer intakten Schwangerschaft vereinbar.

Ein 50%iger Abfall des E2 gegenüber dem Ausgangswert zeigte die gestörte
Frühschwangerschaft an, ohne differentialdiagnostische Aussagen hinsichtlich
Extrauteringravidität/Abort zu erlauben.

Außerhalb von Fertilitätsprogrammen hat die Östrogenbestimmung nur
eine untergeordnete Bedeutung in der differential-diagnostischen Abklärung
der Frühschwangerschaft.

Sonstige Parameter

Obwohl für die klinische Routine ohne Relevanz, seien aus wissenschaftlichem Interesse noch die Parameter LDH, Kupfer und Ca 12-5 kurz erwähnt.

Laktatdehydrogenase (LDH)

Grünberger berichtete 1987 über die Laktatdehydrogenase als differentialdiagnostischer Parameter bei Tubargraviditäten. Die Serum-LDH-Werte lagen in der Gruppe der Extrauteringraviditäten signifikant höher als bei Aborten, intrauteriner Schwangerschaft, Metrorrhagie oder Adnexitis. Als Grenzwert empfal der Autor 200 U/l; hierunter traten 16% falsch-negative Befunde auf. Die bislang vorliegenden Ergebnisse erlauben den routinemäßigen Einsatz des Parameters zur Abklärung der Frühschwangerschaft nicht. Wir prüften an der eigenen Klinik die Wertigkeit des LDH anhand von 96 Fällen und konnten die von Grünberger gefundenen erhöhten LDH-Aktivitäten bei Vorliegen einer Extrauteringravidität nicht bestätigen. Ursache der differierenden Ergebnisse ist vermutlich die unterschiedliche Schwangerschaftsdauer der beiden untersuchten Gruppen. Während Grünberger eine durchschnittliche Schwangerschaftsdauer der Extrauteringraviditäten von 9,6 Wochen angab, lag unser Mittelwert bei 6,75 Wochen. Ein größeres Hämatom sowie die vermehrte Wandspannung der Tube bei fortgeschrittener Schwangerschaftsdauer erkären die erhöhten Serum-LDH-Konzentrationen bei Grünberger im Gegensatz zu unseren eigenen Ergebnissen.

Das Ziel einer Ergänzung bisheriger laborchemischer Parameter in der Differentialdiagnose der gestörten Frühschwangerschaft muß aber die Verbesserung der Diagnostik zum frühestmöglichen Zeitpunkt sein. Von daher messen wir der LDH-Bestimmung keine wesentliche Bedeutung zu (Schweizer et al. 1989).

Coeruloplasmin und Kupfer

Über ansteigende Werte von Coerulplasmin und Kupfer in der intakten Schwangerschaft berichteten Özgünes et al. (1987). Sie fanden sinkende Coeruloplasmin- und Serumkupferwerte bei induziertem Abort, desgleichen wurden erniedrigte Werte im Zusammenhang mit Spontanaborten in der Frühschwangerschaft erfaßt. Der Pathomechanismus dieser Beobachtung ist nicht bekannt, die klinische Bedeutung nicht ausreichend erforscht.

CA 12-5

Untersuchungen hinsichtlich der Bedeutung des CA 12-5 für die gestörte Frühschwangerschaft ergaben keine befriedigenden Ergebnisse. Lediglich rupturierte ektopische Schwangerschaften zeigten in einer Untersuchung von Sauer et al. signifikant erhöhte CA-12-5-Werte. 11 von 22 Patientinnen mit rupturierter Eileiterschwangerschaft boten Werte über 50 U/ml. Nichtrupturierte extrauterine und intakte intrauterine Schwangerschaften unterschieden sich nicht signifikant von einer nicht schwangeren Kontrollgruppe (Sauer et al. 1989).

Diskussion

In Tabelle 1 sind verschiedene Schwangerschaftsnachweismethoden wertend gegenübergestellt.

Alle bislang zur Verfügung stehenden Laborparameter reflektieren jeweils nur die plazentare oder die mütterlich-plazentare Funktion. Sie geben keine direkte Aussage über die embryonale Situation. Erst die Isolierung eines spezifisch embryonalen Parameters bzw. die Charakterisierung eines Parameters embryoplazentaren Ursprungs würde das sichere Erkennen gestörter Schwangerschaften im Frühstadium ermöglichen, so daß hier Perspektiven künftiger Forschung liegen könnten. Möglicherweise stellt der Early-pregnancy-Faktor EPF ein sehr frühes embryonales Signal dar (Gerhard u. Runnebaum 1988).

Gegenwärtig ermöglicht die Verbindung von Vaginosonographie und β-HCG-Bestimmung für den Routinebetrieb die frühestmögliche Diagnose Extrauteringravidität/intrauterine Schwangerschaft. Ungeklärt bleibt dabei die Differentialdiagnose gestörte/intakte intrauterine Schwangerschaft. Mittels Vaginosonographie kann die embryonale Herzaktion bereits in der 5. Schwangerschaftswoche nachgewiesen werden (Bernaschek et al. 1988). Vor dem Nachweis der Herzaktion kann die Verbindung von Ultraschall und Labor die Diagnose intakte/gestörte intrauterine Schwangerschaft nur *wahrscheinlich* machen. Eine Korrelation von Erstnachweis der Herzaktion mit β-HCG-Werten an einem größeren Klientel steht unseres Wissens noch aus. Ob sich hier weitere differentialdiagnostische Möglichkeiten eröffnen, bleibt angesichts der großen Streubreite der β-HCG-Werte unklar, muß aber wohl bezweifelt werden.

Extrauteringraviditäten mit noch ungestörtem Trophoblastgewebe können in der Frühphase hinsichtlich des β-HCG-Werts den Verläufen intakter Schwangerschaften ähneln, während intrauterine Aborte eher abweichen.

Bernaschek et al. (1988) empfahlen folgendes Vorgehen: Bei β-HCG-Werten von 300 mIU/ml und fehlendem vaginalsonographischem Nachweis

Tabelle 1. Vergleich der Schwangerschaftsnachweismethoden

Laborparameter	Nachweismethode	Frühester Nachweis	Differential-diagnostische Bedeutung	Für Routine geeignet
Humanes Chorion-gonadotropin (β)-HCG	Radioimmuno-logisch	6–8 (11) Tage nach präovulatorischem LH-Gipfel	++	Ja
Schwangerschafts-protein SP 1	Enzymimmunoassay	(6) 13–20 Tage nach Ovulation	++	Ja
Pregnancy-Asso-ciated Plasmaprotein PAPP A	Enzymimmunoassay oder radioimmuno-logisch	Auch außerhalb der Schwangerschaft, Anstieg nach der 6.–9. SSW	–	Nein
Plazentares Protein PP 5	Radioimmuno-logisch	8. SSW	–	Nein
Early-Pregnancy-Faktor EPF	Rosetteninhibitions-test, monoklonaler Antikörper	24–48 h nach Eizell-befruchtung	+	Nein

eines Fruchtsackes sollten die Untersuchungen nach 2 Tagen wiederholt werden. Bei intrauteriner Schwangerschaft sollte der Fruchtsack um 1 mm pro Tag gewachsen sein, der β-HCG-Wert sich etwa verdoppelt haben, so daß der Nachweis einer intrauterin gelegenen Schwangerschaft gelingen müßte.

Wiedemann et al. (1989) rieten zur Laparoskopie, wenn bei deutlichem β-HCG-Anstieg und erniedrigtem Progesteron ohne vaginosonographischem Nachweis einer intrauterinen Fruchthöhle die β-HCG-Werte 1500 mIU/ml überschritten. Weiteres Zuwarten und die Verdoppelung auf β-HCG-Werte von 3000 mIU/ml erhöhte die Tubenrupturgefahr deutlich.

Bekannt sind Konzentrationsunterschiede des HCGs im peripheren Venenblut und in der Peritonealflüssigkeit, was gelegentlich für die Diagnostik von Trophoblastresten bei ektopischer Schwangerschaft hilfreich sein kann (Dericks-Tan et al. 1989).

Auch auf die Gefahr hin, durch „kochbuchartige" Rezepte jedem Einzelfall nicht gerecht werden zu können, soll eine grobe Orientierung für das laborchemische Procedere bei der Differentialdiagnose der gestörten, nicht hormonell stimulierten Frühschwangerschaft ausgesprochen werden: Wenn kein klinischer oder sonographischer Anhalt für eine Extrauteringravidität vorliegt, sollten 2 HCG-Werte abgewartet werden. Bei ungestörtem Schwangerschaftsverlauf kann ein Mindestanstieg um 30% in 48 h erwartet werden. Zusätzlich empfiehlt sich eine Progesteronbestimmung als Hilfestellung, um eine Tubargravidität auszuschließen, die noch „normale" HCG-Werte produziert. Bei leerem Uteruskavum – unter günstigen Ultraschallbedingungen – und deutlich ansteigenden HCG-Werten bis 1500 mIU/ml würden wir die Empfehlung von Wiedemann et al. (1989) zur umgehenden Laparoskopie übernehmen.

Literatur

Ackerman R, Deutsch S, Krumholz B (1982) Levels of human chorionic gonadotropin in unruptured and ruptured ectopic pregnancy. Obstet Gynecol 60:13–14

Ahmed AG, Klopper A (1983) Diagnosis of early pregnancy by assay of placental proteins. Brit J Obstet Gynecol 90:604–611

Ahmed AG, Klopper A (1984) Determination of the stage of gestation by the assay of chorionic gonadotropin and Schwangerschaftsprotein 1. Brit J Obstet Gynecol 91:1234–1239

Anthony F, Masson GM, Wood PJ (1983) Development of a radioimmunoassay for pregnancy-associated plasma protein A and establishment of normal levels in the first trimester of pregnancy. Ann Clin Biochem 20:26–30

Bernaschek G, Rudelstorfer R, Csaicsich, P (1988) Vaginal sonography versus serum human chorionic gonadotropin in early detection of pregnancy. Am J obstet Gynecol 158:608–612

Bersinger NA, Klopper A (1984) Serum concentration of pregnancy-associated plasma protein A in the first trimester of pregnancy. Am J Obstet Gynecol 150:780–782

Bischof P, DuBerg S, Herrmann W, Sizonenko PC (1981) Pregnancy-associated plasma protein-A (PAPP-A) and hCG in early pregnancy. Brit J Obstet Gynecol 88:973–975

Bischof P, Amaudruz M, Weil-Franck C, Baeriswyl JP, Weil A, Hermann WL, Sizonenko PC (1984) The disappearance rate of pregnancy-associated plasma protein-A (PAPP-A) after the end of normal and abnormal pregnancies. Arch Gynecol 236:93–98

Bischof P, Schindler AM, Wyss R, Herrmann WL, Sizonenko PC (1986) Progesterone dependence and extratrophoblastic origin of pregnancy-associated plasma protein-A (PAPP-A) in early pregnancy. Arch Gynecol 237:109–116

Bohn H (1971) Nachweis und Charakterisierung von Schwangerschaftsproteinen in der menschlichen Placenta, sowie ihre quantitative immunologische Bestimmung im Serum schwangerer Frauen. Arch Gynäkol 210:440–457

Cartwright PS, DiPietro DL (1984) Ectopic pregnancy: Changes in serum human chorionic gonadotropin concentration. Obstet Gynecol 63:76–80

Confino E, Demir R, Friberg J, Gleicher N (1986) The predictive value of β-HCG subunits levels in pregnancies achieved by in vitro fertilization and embryo transfer: an international collaborative study. Fertil Steril 45:526–531

Dericks-Tan JSE, Albrecht M, Theobald M, Taubert HD (1989) Human chorionic gonadotropin levels in various compartments in disturbed early pregnancy. Fertil Steril 51:351–353

Eiermann W (1983) Erfahrungen mit dem schwangerschaftsspezifischen β1-glycoprotein (SP1) bei der Diagnostik der Extrauteringravidität im Vergleich zum HCG-Nachweis. Gynäkologe 16:173–176

Eiermann W, Albrich W, Dati F, Leis D, Eicher W (1981) SP-1-Enzymimmunoassay: klinische Anwendung I. Schwangerschaftsfrühdiagnostik. Geburtshilfe Frauenheilk 41:404–406

Gerhard I, Runnebaum B (1988) Endokrinologie der normalen und gestörten Frühschwangerschaft. Gynäkologe 21:199–209

Gips H (1986) Endokrinologie der Schwangerschaft. In: Wulf K-H, Schmidt-Matthiesen H (Hrsg) Klinik der Frauenheilkunde und Geburtshilfe Bd 4, 2. Aufl. Urban & Schwarzenberg, München Wien Baltimore, S 351–371

Grünberger W (1987) Tubargravidität: Laktatdehydrogenase als differentialdiagnostischer Parameter. Zbl Gynäkol 109:358–363

Harrison RF, Youssefnejadian E, Brodovcky H, Johnson M, Dewhurst J (1978) Secretion patterns of plasma-progesterone, 17-hydroxyprogesterone, and 20-alpha hydroxypregn-4-EN-3-One in early abnormal pregnancy. Brit J Obstet Gynecol 85:927–932

Hertz JB, Larsen JF, Arends J, Nielsen J (1980) Progesterone and human chorionic gonadotropin in serum and pregnandiol in urine in threatened abortion. Acta Obstet Gynecol Scand 59:23–27

Jouppila P, Huhtaniemi I, Tapanainen J (1980) Early pregnancy failure: Study by ultrasonic and hormonal methods. Obstet Gynecol 55:42–47

Keller PJ (1986) Biochemische Diagnostik und Überwachung. In: Wulf K-H, Schmidt-Matthiesen H (Hrsg) Klinik der Frauenheilkunde und Geburtshilfe Bd 4. 2. Aufl. Urban & Schwarzenberg, München Wien Baltimore, S 289–300

Kowatsch AW, Hofmann H, Pürstner P, Tews G (1986) Prognostische Bedeutung der biochemischen und sonographischen Befunde bei Blutungen in der Frühgravidität. Geburtshilfe Frauenheilkd 46:98–101

Lin TM, Halbert SP, Kiefer D, Spellacy WN, Gall S (1974) Characterization of four human pregnancy-associated plasma proteins. Am J Obstet Gynecol 118:223–236

Marty F, Bersinger N, Birkhäuser M, Balerna M, Campana A, Eppenberger U (1987) Pregnancy-specific β1-glyco-protein (SP1) after in vitro fertilization and embryo transfer. Arch Gynecol 240:185–190

Matthews CP, Coulson PB, Wild RA (1986) Serum progesterone levels as an aid in the diagnosis of ectopic pregnancy. Obstet Gynecol 68:390–394

Mesrogli M, Degenhardt F, Maas DHA, Klaus I, Busche M, Schneider J (1988) Tubargraviditäten: early pregnancy factor, Progesteron, β-HCG und Vaginalsonographie als differentialdiagnostische Parameter. Z Geburtshilfe Perinatol 192:130–133

Milwidsky A, Adoni A, Segal S, Palti Z (1977) Chorionic gonadotropin and progesterone levels in ectopic pregnancy. Obstet Gynecol 50:145–147

Özgünes H, Beksac MS, Duru S, Kayakirilmaz K (1987) Instant effect of induced abortion on serum ceruloplasmin activity, copper and zinc levels. Arch Gynecol 240:21–25

Pape C (1985) Extrauteringravidität. In: Wulf K-H, Schmidt-Matthiesen H (Hrsg) Klinik der Frauenheilkunde und Geburtshilfe Bd 3. 2. Aufl. Urban & Schwarzenberg, München Wien Baltimore, S 221–249

Radwanska E, Maclin V, Rana N, Henig I, Rawlins R, Dmowski WP (1988) Early endocrine events in induced pregnancies. Int J Fertil 33:162–167

Rechenberg von KN (1989) Die prozentuale Veränderung der Beta-HCG-Konzentration im mütterlichen Serum bei gestörter Frühschwangerschaft. Z Geburtshilfe Perinatol 193:72–76

Runnebaum B, Gerhard I (1983) Diagnostische und prognostische Bedeutung von Hormonbestimmungen in der ersten Schwangerschaftshälfte. Gynäkologe 16:155–172

Runnebaum B, Rabe T (1987) Gynäkologische Endokrinologie. Springer, Berlin Heidelberg New York Tokyo

Sauer MV, Vermesh M, Anderson RE, Vijod AG, Stanczyk FZ, Lobo RA (1988) Rapis measurement of urinary pregnanediol glucoronide to diagnose ectopic pregnancy. Am J Obstet Gynecol 159:1531–1535

Sauer MV, Vasilev SA, Campeau J, Vermesh M (1989) Serum cancer antigen 125 in ectopic pregnancy. Gynecol Obstet Invest 27:164–165

Schindler AE (1989) Endokrinologie der Schwangerschaft. In: Bettendorf G, Breckwoldt M (Hrsg) Reproduktionsmedizin. Fischer, Stuttgart New York, S 554–580

Schmidt W, Zaloumis M, Heberling D, Garoff L, Runnebaum B, Kubli F (1981) Wertigkeit verschiedener Untersuchungsmethoden bei der präoperativen Abklärung der Extrauteringravidität. Geburtshilfe Frauenheilkd 41:829–834

Schmidt W, Klinga K, Neudeck K, Runnebaum B, Kubli F (1983) Die ektopische Schwangerschaft – Wertigkeit der Serum-β-HCG- und β1-Glycoprotein(SP1)-Bestimmung. Geburtshilfe Frauenheilkd 43:664–669

Schweizer J, Speckin G, Pahnke V (1989) Diagnostischer Wert der LDH-Bestimmung bei der Extrauteringravidität. Vortrag 11.11. 1989, 102. Tagung der Nordwestdeutschen Gesellschaft für Gynäkologie und Geburtshilfe, Hamburg

Straube W, Loh M, Leipe S (1988) Zur Bedeutung des Early-Pregnancy-Factor-Nachweises für das Monitoring der normalen und gestörten Frühschwangerschaft. Geburtshilfe Frauenheilkd 48:854–858

Tamsen L, Inganäs M, Johansson SGO, Kjessler B, von Schoultz B (1984) Pregnancy-specific β1-glycoprotein, Sp1, in maternal serum during uncomplicated single pregnancies. Acta Obstet Gynecol Scand 63:303–309

Tatra G, Bernaschek G, Tessarek KH (1983) SP-1 bei normaler und gestörter Frühschwangerschaft: Diagnostik durch Enzymimmunoassay. Geburtshilfe Frauenheilkd 43:224–226

Taubert HD, Dericks-Tan JSE (1985) Human-Chorion-Gonadotropin in der normalen und gestörten Schwangerschaft. Gynäkol Prax 9:475–492

Vetter K, Flury G, Keller PJ (1982) HCG und SP-1 bei normaler und bedrohter Frühschwangerschaft. Geburtshilfe Frauenheilkd 42:868–870

Wiedemann R, Strowitzki T, Sandner R, Luppa P, Hepp H (1989) Wertigkeit hormoneller und sonographischer Parameter bei der Diagnostik der gestörten bzw. ungestörten Frühgravidität. Geburtshilfe Frauenheilkd 49:237–242

Genetische Aspekte des habituellen Aborts

K. R. HELD[1]

Einführung

Der in allen Industriestaaten zu beobachtende Wandel im Reproduktionsverhalten dokumentiert sich nicht nur in einer Beschränkung der Kinderzahl, sondern vor allem in einer sorgfältigen zeitlichen Planung der Schwangerschaften. Das hat dazu geführt, daß vielen Paaren mit Kinderwunsch nicht mehr bewußt ist, daß eine Fehlgeburt ein natürliches Ereignis darstellt. Als Folge hiervon wird nicht selten bereits ein erster Abort nicht nur als ein persönliches schmerzhaftes Geschehen, sondern als eine klinisch zu wertende Störung betrachtet, die einer weiteren Diagnostik bedarf. Da die gynäkologische Ursachenabklärung häufig unbefriedigend bleibt, wird zunehmend auch eine humangenetische Diagnostik und Beratung empfohlen.

Epidemiologie

Wird ein Abort als Beendigung der Schwangerschaft vor der 28. SSW bzw. bei einem embryonalen oder fetalen Gewicht von unter 500 g definiert, so enden etwa 10–20% aller Schwangerschaften in einem klinisch erkennbaren spontanen Abort (Vogel u. Motulsky 1986; Breckwoldt 1989). Es besteht eine deutliche Altersabhängigkeit. Bei 622 Schwangeren mit einem Durchschnittsalter von 37 Jahren, die in unserem Institut ausschließlich wegen eines Altersrisikos vor Amniozentese beraten wurden, ergab sich für vorausgegangene Schwangerschaften eine Abortrate von 27% und eine fetale Verlustrate von insgesamt 30%.

Es wird geschätzt, daß nahezu 50% aller Konzeptionen innerhalb der ersten beiden Wochen der Entwicklung und damit noch vor der Feststellung der Schwangerschaft wieder verloren gehen (Sperling 1984). Geht man von der

[1] Institut für Humangenetik, Universitätskrankenhaus Eppendorf, Martinistraße 52, D-2000 Hamburg 20

Richtigkeit solcher Schätzungen aus, beträgt der Zygotenverlust bis zur Geburt ca. 60–70%. Der Mensch ist damit als Spezies allein auf Grund dieses hohen prozentualen Anteils spontaner Aborte als subfertil zu bezeichnen. In der genetischen Beratung ergibt sich hieraus die Notwendigkeit, auf das Natürliche und Speziesspezifische eines Abortgeschehens hinzuweisen. Da überwiegend fetale Entwicklungsstörungen zugrunde liegen, bedeutet dies mehrheitlich nicht eine Störung seitens der Schwangeren. Bei wiederholten Aborten ist darüber hinaus zu berücksichtigen, daß es sich bei der genannten hohen Inzidenz spontaner Aborte um eine Sequenz zufälliger Ereignisse handeln könnte, die in keiner ätiologischen Beziehung zueinander stehen.

Ätiologie

Ein beträchtlicher Anteil der Spontanaborte wird durch genetische Faktoren verursacht. Der genaue Anteil ist nicht bekannt. Es ist jedoch anzunehmen, daß im Einzelfall häufig genetische und nichtgenetische Faktoren zusammenwirken. Bei der Diskussion genetisch determinierter ätiologischer Faktoren erscheint es daher sinnvoll, nichtgenetische Faktoren, soweit sie im Rahmen der genetischen Beratung und Diagnostik eine Rolle spielen, mit zu besprechen. Tabelle 1 zeigt eine Klassifikation der Aborturssachen aus genetischer Sicht.

Tabelle 1. Ätiologie von Spontanaborten

Nichtgenetische Ursachen
  Maternale funktionell-morphologische Störungen
  Mutagene Agenzien
  Teratogene Agenzien
  Embryofetotoxische Agenzien
  Nichtgenetisch determinierte maternal-metabolische Ursachen

Multifaktorielle Ursachen
  Genetisch determinierte maternal-metabolische Ursachen
  Multifaktoriell determinierte fetale Störungen

Genetische Ursachen
  Monogene Ursachen
    Fetale Störungen
    Maternale Störungen
  Polygene Ursachen
    Fetale Störungen
    Immunologische Ursachen
  Chromosomale Ursachen
    Fetale Störungen
    Maternale Ursachen
    Paternale Ursachen

Nichtgenetische Faktoren

Maternale funktionell-morphologische Störungen

Funktionelle oder morphologische Anomalien des mütterlichen Genitaltrakts sind in einem ursächlichen Zusammenhang mit habituellen Aborten zu sehen. Die gynäkologische Abklärung sollte daher bei weiterem Kinderwunsch sowohl bei Früh- als auch bei Spätaborten immer den ersten diagnostischen Schritt darstellen.

Mutagene und teratogene Agenzien

Als Ursache eines Aborts sind mutagene Substanzen nur dann zu diskutieren, wenn die Exposition vor der Konzeption erfolgte, bei teratogen wirkenden

Tabelle 2. Mutagen, teratogen oder embryo- bzw. fetotoxisch wirksame Substanzen, die im Zusammenhang mit einer erhöhten Abortrate diskutiert werden

---

Infektiöse Agenzien
    Viren: Röteln, Zytomegalie, Herpes simplex, Varizellen (Zoster), Influenza, Masern,
        Mumps, Pocken
    Bakterien: Syphilis, Mykoplasmen, Listeriose, Chlamydien
    Parasiten: Toxoplasmose, Malaria

Physikalische Agenzien
    Strahlen
    Hyperthermie: Infektionen, Sonne
    Mechanische Faktoren: Uterine Fehlbildungen, Myome, Amnionbänder

Chemische Agenzien
    Umweltfaktoren: Organische Quecksilberverbindungen, polychlorierte und polybro-
        mierte Biphenyle, Herbizide, Pestizide, organische Lösungsmittel,
        Blei, Kadmium, andere Schwermetalle[a].
    Medikamente:
        Zytostatika: Folsäureantagonisten, alkylierende Substanzen
        Antikoagulanzien: Warfarin, Heparin
        Antibiotika/Antimalariamittel: Chinin
        Antiepileptika: Oxazolidine
        Sexualsteroide[b]
        Anästhetika, Narkosegase
    Genußmittel:
        Alkohol, Nikotin, Koffein, Kokain

Maternal-metabolische Ursachen
    Nichtgenetische Ursachen: Mangelernährung (Eiweiß, Vitamine, Jod, Spurenele-
        mente)
    Genetisch mitbestimmte Ursachen: Diabetes mellitus, maternale Phenylketonurie

---

[a] Wenig gesichert, gegenwärtig wird vor allem eine teratogene Wirksamkeit der genannten Substanzen diskutiert.
[b] Überwiegend ist die klinische Ausgangssituation und nicht die Therapie als Ursache der erhöhten Abortrate anzusehen.

Agenzien, wenn die Exposition vor oder in der sensiblen Phase der Organogenese lag (Goldman 1980). Die Zahl der als potentiell mutagen, teratogen oder embryotoxisch wirksam diskutierten Agenzien, denen wir täglich ausgesetzt sind, ist erschreckend hoch (Hanson 1983). Tabelle 2 zeigt eine Übersicht über die wichtigsten Substanzen, die heute mit einer erhöhten Abortrate assoziiert werden.

Infektiöse Agenzien

Eine gesichert erhöhte Abortrate gilt vor allem bei Infektionen im 1. Trimenon für Röteln, Zytomegalie, Herpes simplex, Influenza, Varizellen, Mykoplasma, Syphilis, Listeriose, Toxoplasmose und Malaria (Enders 1983; Hanson 1983). Neben den angegebenen stehen noch eine Reihe weiterer infektiöser Erreger im Verdacht, Fehlgeburten auszulösen, wobei zu berücksichtigen ist, daß alle mütterlichen Infektionen mit hohem Fieber das Abortrisiko erhöhen. Trotz ihrer Häufigkeit liegen für die meisten Erreger bisher noch keine systematischen Untersuchungen vor. Gesicherte Risikoziffern sind damit nicht verfügbar.

Physikalische Agenzien

Strahlenbelastung

Die häufigste Ursache einer Strahlenexposition stellen gegenwärtig medizinisch-diagnostische Untersuchungen dar, bei denen überwiegend die Exposition am Uterus weniger als 1 rad (10 mGy) beträgt (Stieve 1976). Eine prä- oder postkonzeptionelle Strahlenbelastung in dieser Größenordnung führt weder zu einem signifikanten Anstieg der Fehlgeburten noch der Fehlbildungsrate. Auf Grund verschiedener Untersuchungen hat man geschätzt, daß sich bei einer Strahlendosis von 100 rad (1 Gy) die Mutationsrate beim Menschen etwa verdoppelt und daß in der sensiblen Phase der Organogenese eine Belastung unter 20 rad (200 mGy) noch unterhalb der Dosis liegt, bei der mit einer Verdoppelung der Fehlbildungsrate gerechnet werden muß (Fuhrmann u. Vogel 1982; Hanson 1983; Lenz 1983). Möglicherweise bildet die Präimplantationsphase eine Zeit erhöhter Strahlensensibilität. Nach den bestehenden Erfahrungen kommt es entweder zum Absterben des Embryos oder zu einer vollständigen Reparatur eventueller Schäden (Brent 1983). Wegen der niedrigen Strahlendosis stellen die üblichen diagnostischen radiologischen Untersuchungen jedoch praktisch unabhängig vom Expositionszeitraum ein außerordentlich geringes Abort- oder Fehlbildungsrisiko dar.

Hyperthermie

In jüngerer Zeit wird die mütterliche Hyperthermie, unabhängig von ihrer Genese, auch beim Menschen als möglicher teratogener Faktor, vor allem zum Zeitpunkt der Neuralrohrentwicklung, diskutiert (Smith et al. 1978; Layde et al 1980). Epidemiologische Untersuchungen, wieweit nichtinfektiös bedingte müt-

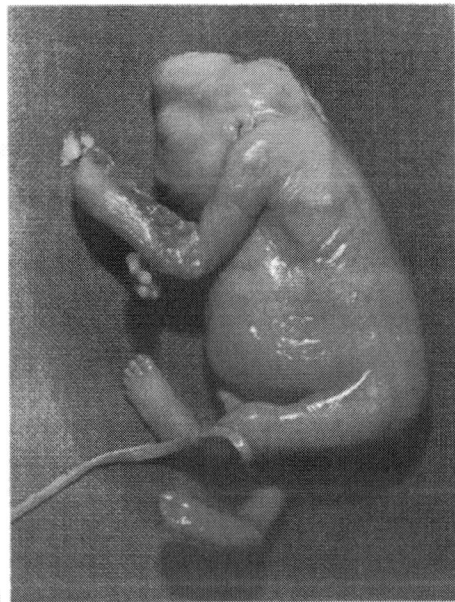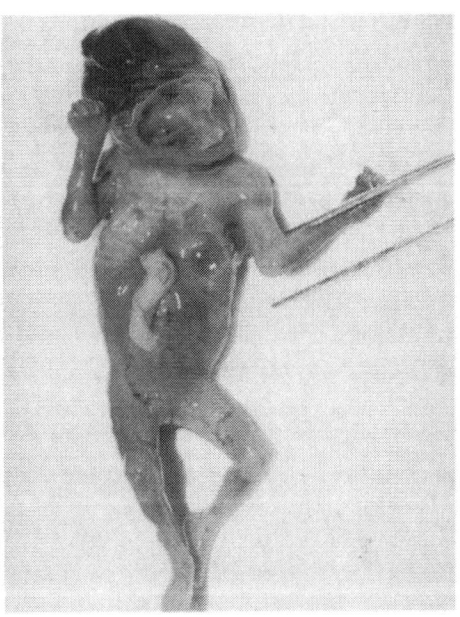

Abb. 1. a Fetus der 12. SSW mit Anenzephalie und zervikaler Mylozele. **b** Fetus der 17. SSW mit früher Amnionruptursequenz (Strangbildung vom Kopf und der rechten oberen Extremität ausgehend)

terliche Hyperthermien das Abortrisiko erhöhen, fehlen. Längerfristige Überhitzungen (z. B. Saunabesuche) sollten in der Frühschwangerschaft allein wegen der möglichen teratogenen Wirkung vermieden werden.

Mechanische Faktoren
Uterine Fehlbildungen wurden als Risikofaktor für Spontanaborte bereits genannt. In der genetischen Diagnostik sind sie als Ursache schwerer fetaler Deformationen von Interesse, als Ursache von Aborten jedoch eher von untergeordneter Bedeutung. Bei Früh- und Spätaborten wird häufig eine Amnionbändersequenz beobachtet. In der Mehrheit aller Fälle führt eine frühzeitige Amnionruptur zu Spontanaborten oder Totgeburten. Differentialdiagnostisch sind vor allem die frühentstandenen Fälle mit kraniofazialen Störungen, die als Anenzephalus imponieren können, von Neuralrohrdefekten abzugrenzen (Abb. 1). Bei der Amnionbändersequenz handelt es sich nahezu ausnahmslos um sporadische Fälle mit vernachlässigbarem Wiederholungsrisiko (Jones 1988).

Chemische Agenzien

Umweltfaktoren
Bei den in Tabelle 2 unter Umweltfaktoren genannten Stoffen handelt es sich um Substanzen, für die in der Literatur eine teratogene Wirksamkeit diskutiert

wird und für die bei höherer Belastung auch ein erhöhtes Abortrisiko nicht
auszuschließen ist (Hanson 1983). Die bisherigen Kenntnisse reichen nicht aus,
um Grenzwerte für die individuelle Belastung zu etablieren.

Medikamente

Zu den Medikamenten, die mit einem deutlich erhöhten Fehlgeburtsrisiko
einhergehen, zählen Zytostatika der Gruppe der Folsäureantagonisten und der
Klasse der alkylierenden Substanzen (Hanson 1983) sowie die Antikoagulan-
zien Cumarin und Heparin (Hall 1980). Für Heparin ist zu diskutieren, inwieweit die zugrundeliegende maternale Erkrankung und nicht Heparin selbst die
Ursache der Störung der fetalen Entwicklung darstellt. Die Schwere der mütterlichen Erkrankung dürfte bei den bisher genannten Medikamenten hinreichend
anamnestische Hinweise auf die Ätiologie einer eingetretenen Fehlgeburt
geben.

Substanzen, die zur Prophylaxe und Behandlung der Malaria angewandt
werden, stellen mit der nicht gesicherten Ausnahme Mefloquin in der für die
Prophylaxe üblichen Dosierung kein erhöhtes Fehlbildungs- oder Abortrisiko
dar. Bei Chloroquinresistenz sind bei der Therapie mit Tetrazyklinen, Chinin,
Pyrimethamin und Sulfadoxin die möglichen Nachteile durch die Behandlung
gegenüber der gesicherten Gefährdung des Feten und der Schwangeren durch
die Malaria abzuwägen (Wolfe u. Cordero 1985; Lee 1988).

Die Frage einer teratogenen Wirkung von Antiepileptika wird seit langem
kontrovers diskutiert, da auch hier ungeklärt ist, ob Anfallsleiden selbst einen
teratogenen Effekt besitzen. Während für einige Antikonvulsiva eine teratogene Wirksamkeit angenommen werden muß (z.B. fetales Hydantoinsyndrom),
wurde eine erhöhte fetale Verlustrate bisher nur bei Oxazolidinen (Trimetha-
dion) beschrieben (Hanson 1983). Auf die kontroverse Diskussion über die
Beziehung zwischen Sexualsteroiden und fetalen Fehlbildungen bzw. Abortgeschehen sei an dieser Stelle lediglich verwiesen (Nocke 1979). Aus genetischer
Sicht ist vor allem auf die etwas erhöhte Abortrate bei behandelten Sterilitäts-
patientinnen hinzuweisen, wobei auch hier eher die Ausgangssituation und
nicht die Therapie für den Schwangerschaftsverlauf verantwortlich zu machen
ist (Bettendorf u. Lindner 1989).

Für die berufsbedingte Exposition mit Narkosegasen hatten sich Hinweise
auf ein erhöhtes Fehlgeburtenrisiko ergeben (Mennuti 1980). Durch Verwendung geschlossener Systeme und adäquater Ventilation sollten sich diese berufs-
bedingten Risikofaktoren vermeiden lassen.

Genußmittel und Drogen

Alkohol- und Nikotingenuß stellen die öffentlichen Hauptgesundheitsprobleme
dar. Bei täglich genossenem Alkohol wird eine teratogene Wirkung ab 20–40 g
Äthanol/Tag diskutiert, ab 80 g/Tag gilt sie als gesichert. Eine dosisabhängige
Risikoerhöhung für Fehlgeburten gilt als wahrscheinlich, wobei Interaktionsef-

fekte durch gleichzeitigen Nikotingenuß und Fehlernährung nicht auszuschließen sind (Jones et al. 1973; Kline et al. 1980).

Für Nikotin- und Koffeingenuß allein oder kombiniert finden sich hinsichtlich eines Abortrisikos widersprüchliche Angaben. Zahlreiche Daten sprechen jedoch dafür, daß bei Nikotinabusus dosisabhängig ein erhöhtes Risiko für Spontanaborte, Totgeburten und niedriges Geburtsgewicht besteht (DFG-Forschungsbericht 1977, Hanson 1983).

Die pränatale Exposition mit Opiaten und anderen „harten Drogen" führt zu fetalen Wachstumsstörungen und erhöhter perinataler Mortalität. Für Kokainabusus konnte darüberhinaus eine erhöhte Abortrate und teratogene Wirkung nachgewiesen werden (Chasnoff et al. 1988).

Nichtgenetisch determinierte maternal-metabolische Ursachen

Ausgeprägte Mangelernährungen führen vermutlich zu einer erhöhten Abortrate. Neben Eiweiß- und Vitaminmangel kommt in vielen Teilen der Welt vor allem dem Jodmangel eine erhebliche Bedeutung zu. Welchen Einfluß extreme, z. B. aus weltanschaulichen Gründen durchgeführte diätetischen Ernährungen auf die Abortrate haben, ist bisher nicht systematisch untersucht worden.

Multifaktorelle Ursachen

Genetisch determinierte maternal-metabolische Störungen

Genetisch determinierte Stoffwechselerkrankungen wie die mütterliche Phenylketonurie (Lenke u. Levy 1982) und der insulinpflichtige Diabetes mellitus (Hanson 1983) sind mit hohen Abortraten assoziiert. In beiden Fällen scheint das Abortrisiko ebenso wie die teratogene Wirksamkeit von der Qualität der Kontrolle der Stoffwechsellage abhängig zu sein. Bei optimaler, bereits vor der Konzeption erfolgter Einstellung wird kein oder nur ein geringfügig erhöhtes Risiko angenommen.

Fetale Störungen

Fetale dorsale und ventrale Verschlußstörungen (Neuralrohrdefekte, Omphalozelen und Gastrochisis) werden häufig bei Spontanaborten beobachtet. Sie können als assoziierte Fehlbildungen bei chromosomal oder monogen bedingten Erkrankungen vorkommen. Isolierten Fehlbildungen liegt überwiegend eine multifaktorielle Ätiologie zugrunde mit einem Wiederholungsrisiko von

2–3% für isolierte Neuralrohrdefekte und einem noch geringeren Wiederholungsrisiko für Omphalozelen (Fuhrmann u. Vogel 1982).

Genetische Ursachen

Monogene Ursachen

Fetale Störungen
Letale Dysmorphiesyndrom wie die fetale Akinesiesequenz, der thanatophore Zwergwuchs, das letale multiple Pterygiumsyndrom u. a. können Ursachen später Aborte oder Totgeburten sein. Multiple Anomalien weisen fast immer auf die genetische Ursache (überwiegend Homozygotie eines autosomal-rezessiven Gens oder dominante Neumutation) hin. Bei frühen Aborten ohne erkennbare Fehlbildungen ist vor allem an Homozygotie für autosomal-rezessiv erbliche Stoffwechseldefekte, aber auch X-chromosomale Mutationen, letale Hemizygotie X-chromosomal-dominanter Defekte oder autosomal-dominante Neumutationen zu denken. Die Verdachtsdiagnose kann sich meist nur aus der Anamnese ergeben, wie z. B. bei Konsanguinität der Partner das Vorliegen eines autosomal-rezessiven Letalfaktors.

Maternale Störungen
Patientinnen mit Goltz-Gorlin-Syndrom oder der Incontinentia pigmenti Bloch-Sulzberger weisen erhöhte spontane Abortraten männlicher Feten auf, da diese X-gekoppelt dominant erblichen Gendefekte im Hemizygotenstatus einen Letalfaktor darstellen. Die eigentliche Abortursache ist damit fetaler Natur. Als Hinweis auf den Erbgang findet sich anamnestisch bei den Betroffenen häufig ein Überwiegen weiblicher Nachkommen.

Polygene Ursachen

Fetale Störungen
Die beobachtete erhöhte Abortrate bei Verwandtenehen ist vermutlich überwiegend auf autosomal-rezessiv erbliche Letalfaktoren, möglicherweise aber auch auf polygen determinierte Faktoren zurückzuführen. Systematische Untersuchungen hierzu liegen nicht vor. Bewertungen wären wegen der Interaktion polygen determinierter und exogener Faktoren auch nur schwer möglich. Die neueren Untersuchungen zur immunologisch bedingten Sterilität weisen jedoch auf derartige polygen wirksame Faktoren hin.

Immunologische Ursachen
Verglichen mit den chromosomal bedingten und den übrigen genetisch determinierten Abortursachen, spielen immunologische Faktoren von der Zahl her eine untergeordnete Rolle. Die Problematik der Immuntoleranz in utero wird im Beitrag von U. Diekamp ausführlich diskutiert.

Chromosomale Ursachen

Fetale Störungen

Etwa 40% aller erkennbaren Spontanaborte werden durch fetale Chromosomenanomalien verursacht. Es besteht eine Abhängigkeit der Prävalenzrate chromosomaler Aneuploidien vom Gestationsalter. In der 2.–7. SSW beträgt der Anteil chromosomal abnormer Embryonen bei Spontanaborten über 60%, in der 8.–12. Woche ca. 25% (Boué et al. 1985) und bei Spätaborten zwischen 6 und 12% (Creasy et al. 1976; Lauritzen 1976; Warburton et al. 1980). Die Verteilung der unterschiedlichen Typen von Chromosomenanomalien, die bei Aborten beobachtet wird, weicht erheblich von der Verteilung chromosomaler Aberrationen bei Neugeborenen ab (Hamerton et al. 1975). Eine zytogenetische Untersuchung von 200 Missed abortions ergab autosomale Trisomien in 45,3%, Triploidien in 17,1%, X-Monosomien in 10,3% und Tetraploidien in 8,6% der Fälle. Lediglich in 2% fanden sich chromosomale Strukturaberrationen, von denen die Hälfte auf eine elterliche Chromosomenstrukturaberration in balanciertem Zustand zurückzuführen war (Rehder et al. 1989). Diese Befunde belegen nachdrücklich, daß zum Abort führende Chromosomenanomalien in der Mehrzahl letale Neumutationen darstellen, die während der Meiose oder der ersten Furchungsteilung entstehen. Auch als Abortursache nehmen Trisomien mit steigendem Alter der Mutter zu. Auffällig ist jedoch dabei die Häufigkeit der Beteiligung der verschiedenen Autosomen. Am häufigsten findet sich eine Trisomie 16 mit 15–30% (Creasy et al. 1976; Boué et al. 1980; Rehder et al. 1989). Es folgen bei Missed abortion die Trisomie 22 und die Trisomie 15 (Rehder et al. 1989). Bei Aborten nach der 12. SSW wird hingegen die Trisomie 21 häufiger als die Trisomie 22 beobachtet (Creasy et al. 1976). Eine Beziehung zum mütterlichen Alter ergibt sich bei Missed abortion für Aneuploidien mit früher, nicht aber für solche mit später Letalität (Rehder et al. 1989). Die unterschiedlichen Prävalenzraten, die für die verschiedenen Aneuploidien bei Aborten in der Literatur angegeben werden, sind damit vermutlich durch Unterschiede in der Auswahl des Untersuchungsmaterials zu erklären.
In einigen Fällen scheint ein erhöhtes Risiko für Trisomien als Abortursache unabhängig vom mütterlichen Alter zu bestehen (Hassold 1980). Da bei aufein-

anderfolgenden Aborten eine unterschiedliche Beteiligung der jeweiligen Chromosomen beobachtet wurde, scheiden elterliche Mosaikbefunde als Ursache hierfür aus.

Maternale Ursachen

Bei weiblichen oder männlichen Translokationsheterozygoten (Träger einer balancierten Chromosomenstrukturaberration) entstehen in der Meiose neben Gameten mit normalem oder balanciertem Chromosomensatz auch Gameten mit nicht balanciertem Chromosomensatz, die bei der Befruchtung zu Zygoten mit aberranter Chromosomenkonstitution führen. Kleinere Chromosomenduplikationen oder -defizienzen sind mit einer weiteren Entwicklung der Zygote vereinbar und führen häufig zu kindlichen Fehlbildungen sowie unterschiedlich ausgeprägter mentaler Retardierung. Bei größeren Aberrationen kommt es zu Spontanaborten oder unbemerktem Absterben der Zygote. Eine Zusammenstellung der zytogenetischen Ergebnisse aus 79 Publikationen ergab bei Paaren mit 2 oder mehr Spontanaborten eine durchschnittliche Prävalenz von Chromosomenaberrationen in 2,9%. Das entspricht etwa dem 5- bis 6fachen des Durchschnitts bei Erwachsenen. Das Verhältnis betroffener Frauen zu Männern betrug etwa 2:1. Neben Chromosomenstrukturaberrationen in balanciertem Zustand fanden sich bei Frauen in ca. 10% auch geschlechtschromosomale Aberrationen als Mosaikbefunde (Tharapel et al. 1985). Die in der Literatur angegebenen unterschiedlichen Prävalenzraten für Chromosomenaberrationen bei Paaren mit habituellen Aborten sind durch unterschiedliche Selektionskriterien bedingt. Ein hohes Risiko besteht vor allem, wenn neben multiplen Aborten ein fehlgebildetes Kind geboren wurde. In Abhängigkeit von der Art der Translokation kann das Risiko eines Abortes bei Translokationsträgern mehr als 30% betragen und damit zu einer erheblichen Reduktion der Fertilität führen.

Eine erhöhte Prävalenzrate chromosomal abnormer Aborte wurde nach hormoneller Stimulation der Ovulation beobachtet, wenn diese im Zyklus der oder einen Zyklus vor der Befruchtung erfolgte (Boué et al. 1975). Ein Einfluß oraler Kontrazeptiva ließ sich nicht nachweisen (s. S. 68).

Paternale Störungen

Eine Steigerung der Prävalenzrate chromosomaler Anomalien bei Aborten wurde bei berufsbedingter väterlicher Strahlenbelastung beobachtet (Boué et al. 1975). Die Bewertung dieser sowie auch der zuvor genannten Untersuchungsergebnisse bei hormoneller Stimulation der Ovulation der Frau ist allerdings aus methodischen Gründen sehr schwierig (Stein 1984). Die Bedeutung väterlicher Chromosomenstörungen in balanciertem Zustand wurde bereits im Zusammenhang mit den mütterlichen Chromosomenstörungen besprochen.

Diagnostik

Anamnese

Wie bei jeder medizinischen Diagnostik kommt der Anamneseerhebung auch bei der genetischen Diagnostik eine besondere Bedeutung zu. Der Verdacht einer letalen Hemizygotie eines X-chromosomal-dominanten Defekts oder Homozygotie eines autosomal-rezessiven Gens als Ursache eines Frühaborts ergibt sich nur aus dem Familienbefund (s. S. 70), da genetisch determinierte nichtchromosomale Defekte bei Frühaborten nur schwer zu diagnostizieren sind.

Klinische Dokumentation

Bei wiederholten Aborten ist trotz der genannten Einschränkungen eine fetalpathologische Untersuchung auch bei Frühaborten anzustreben. Bei Spätaborten sollte auch in sporadischen Fällen eine Photo- und Röntgendokumentation (fetales „Babygramm") erfolgen. Zur befriedigenden Darstellung des gesamten fetalen Skeletts sind in der Regel 2 Aufnahmen mit unterschiedlicher Strahlenexposition notwenig.

Zytogenetische Diagnostik

Die heute bei habituellen Aborten allgemein geforderte Chromosomendiagnostik beider Eltern ist aus zuvor (s. S. 71) genannten Gründen bei sonst unauffälliger Anamnese wenig effizient. Bei Paaren mit 2 oder mehr Aborten ist eine Chromosomenanalyse indiziert, wenn auch in der Verwandtschaft habituelle Aborte bekannt sind oder ein Kind mit Fehlbildung geboren wurde, für das ätiologisch eine Chromosomenaberration anzunehmen ist. Unabhängig von der Familienvorgeschichte ist hingegen bei jedem Frühabort oder bei Missed abortion die Durchführung einer Chromosomenanalyse in fetalen Zellen oder aus Trophoblastengewebe indiziert. Sind fetale Fehlbildungen nachweisbar, ist eine Chromosomenanalyse ebenfalls bei Spätaborten und Totgeburten notwendig. Die Plazentahistologie stellt keinen Ersatz für die Chromosomenanalyse dar, da sich bisher als spezifisch angesehene morphologische Plazentaveränderungen sowohl bei Aborten chromosomal abnormer als auch normaler Feten nachweisen lassen (Rehder et al. 1989). Eine exakte Diagnosestellung ist aber nicht nur für die Beurteilung des Abortrisikos, sondern auch hinsichtlich des Risikos für ausgetragene Schwangerschaften und damit der Indikation zur pränatalen Diagnostik erforderlich.

Zusammenfassung

Die Beschränkung und die damit verbundene Planung der Kinderzahl hat viele Paare vergessen lassen, daß eine Fehlgeburt ein natürliches Ereignis darstellt.

Auch mehrfachen Aborten liegt überwiegend eine fetale Entwicklungsstörung zugrunde, die nicht durch eine exogen verursachte oder genetisch determinierte Störung der Eltern bedingt ist.

Bei Frühaborten ist in der Mehrzahl ursächlich an eine letale Chromosomenanomalie zu denken, die als Neumutation während der Meiose oder der ersten Furchungsteilung entstanden ist.

Bei allen Frühaborten sowie bei Spätaborten und Totgeburten, bei denen sich fetale Fehlbildungen nachweisen lassen, ist die Durchführung einer Chromosomenanalyse in fetalen Zellen oder aus Trophoblastengewebe für die Diagnosestellung unbedingt erforderlich.

Die Chromosomenanalyse sollte bei Verdacht auf eine fetale Fehlbildung durch eine Photo- und Röntgendokumentation und möglichst auch durch eine fetalpathologische Untersuchung ergänzt werden.

Die genetische Diagnostik bleibt ohne eine sorgfältige Anamnese beider Partner einschließlich der Exposition mit Umweltschadstoffen, Genußgiften und anderen mutagen, teratogen oder embryotoxisch wirksamen Agenzien unvollständig.

Literatur

Bettendorf G, Lindner CH (1989) Ovarielle Funktionsstörungen und deren Therapie. In: Bettendorf G, Breckwoldt M (Hrsg) Reproduktionsmedizin. Gustav Fischer, Stuttgart, S 427–456
Boué J, Boué A, Lazar Ph (1975) Retrospective and prospective epidemiological studies of 1500 karyotyped spontaneous human abortions. Teratology 12:11–26
Boué A, Boué J, Gropp J (1985) Cytogenetics of pregnancy wastage. Adv Hum Genet 14:1–57
Breckwoldt M (1989) Abort. In: Bettendorf G, Breckwoldt M (Hrsg) Reproduktionsmedizin. Gustav Fischer, Stuttgart, S 618–622
Brent RL (1983) The effects of embryonic and fetal exposure to X-ray, microwaves, and ultrasound. Clin Obstet Gynecol 26:484–510
Chasnoff IJ, Chisum GM, Kaplan WE (1988) Maternal cocaine use and genitourinary tract malformations. Teratology 37:201–204

Creasy M, Crolla J, Alberman E (1976) A cytogenetic study of human spontaneous abortions using banding techniques. Hum Genet 31:177–196

DFG-Forschungsbericht (1977) Schwangerschaftsverlauf und Kindesentwicklung. Boldt, Boppard

Enders G (1983) Virus- und andere Infektionen in der Schwangerschaft: Diagnostik und Prävention. Z Geburtshilfe Perinantol 187:2–22

Fuhrmann W, Vogel F (1982) Genetische Familienberatung. Springer, Berlin Heidelberg New York

Goldman A (1980) Critical periods of prenatal toxic insults. Progr Clin Biol Res 36:9–31

Hall JG, Pauli RM, Wilson KM (1980) Maternal and fetal sequelae of anticoagulation during pregnancy. Am J Med 68:122–139

Hamerton JL, Canning N, Ray M, Smith S (1975) A cytogenetic survey of 14,069 newborn infants. Clin Genet 8:223–243

Hanson J (1983) Teratogenic agents. In: Emery A, Rimoin D (eds) Principles and practice of medical genetics. Churchill Livingstone, Edinburgh pp 127–151

Hassold TJ (1980) A Cytogenetic Study of Repeated Spontaneous Abortions. Am J Hum Genet 32:723:730

Jones K (1988) Smith's recognizable patterns of human malformation. Saunders, Philadelphia

Jones KL, Smith DW, Ulleland ChN, Pytkowicz Streissguth A (1973) Pattern of malformation in offspring of chronic alcoholic Mothers. Lancet I:1267–1271

Kline J, Stein Z, Shrout P, Susser M, Warburton D (1980) Drinking during pregnancy and spontaneous abortion. Lancet II: 176–180

Lauritzen J (1976) Aetiology of spontaneous abortion: a cytogenetic and epidemiological study of 288 abortuses and their parents. Acta Obstet Gynecol Scand [Suppl] 52:1–29

Layde P, Edmonds L, Erickson J (1980) Maternal fever and neural tube defects. Teratology 21:105–108

Lee RV (1988) Parasites and pregnancy: the problems of malaria and toxoplasmosis. Clin Perinatol 15:351–362

Lenke RR, Levy HL (1982) Maternal phenylketonuria – results of dietary therapy. Am J Obstet Gynecol 142:548–553

Lenz W (1983) Medizinische Genetik. Thieme, Stuttgart

Mennuti MT (1980) Drug and chemical risks to the fetus: Occupational hazards for medical personal. Proc clin Biol Res 36:41–47

Nocke W (1978) Sind weibliche Sexualsteroide teratogen? Rückblick, Zwischenbilanz, Konsequenzen. Gynäkologe 11:119–141

Rehder H, Coerdt W, Eggers R, Klink F, Schwinger E (1989) Is there a correlation between morphological and cytogenetic findings in placental tissue from early missed abortions? Hum Genet 82:377–385

Smith DW, Clarren StK, Sedgwick Harvey MA (1978) Hyperthermia as a possible teratogenic agent. J Pediatr 92:878–883

Sperling K (1984) Frequency and origin of chromosome abnormalities in Man. In: Obe B (ed) Mutation in man. Springer, Berlin Heidelberg New York Tokyo pp 128–146

Stein Z (1984) Epidemiologic considerations in assessing adverse reproductive outcomes following genotoxic exposures. In: Serres F, Pero R (eds) Individual susceptibility to genotoxic agents in the human population. Plenum Press, New York pp 459–479

Stieve F-E (1976) Strahlenbedingte teratogene Wirkungen und Schwangerschaftsabbruch. Röntgenblätter 29:456–482

Tharapel AT, Tharapel SA, Bannerman RM (1985) Recurrent pregnancy losses and parental chromosome abnormalities: a review. Br J Obstet Gynecol 92:899–914

Vogel F, Motulsky AG (1986) Human genetics. Springer, Berlin Heidelberg New York Tokyo

Warburton D, Stein Z, Kline J, Susser M (1980) Chromosome abnormalities in spontaneous abortions; data from the New York City study, In: Porter I, Hook E (eds) Human embryonic and fetal death. Academic Press, New York, pp 261–287

Wolfe MS, Cordero JF (1985) Safety of chloroquine in chemo-suppression of malaria during pregnancy. Br Med J 290:1466–1467

Nutzen, Gefahren und Indikationsstellung der immunologischen Behandlung des habituellen Abortes

D. Krebs[1]

Vom immunologischen Standpunkt aus betrachtet muß eine Schwangerschaft als der erfolgreiche Verlauf einer Allotransplantation angesehen werden, bei der der Mutter als immunkompetenter Organismus ein genetisch zumindest zur Hälfte differenter Organismus transplantiert wird. Es ist dabei ein bislang weitgehend ungeklärtes Phänomen, warum der histoinkompatible Fet typischerweise keine Abstoßungsreaktion induziert. Verschiedene Theorien und experimentelle Befunde liegen zur Erklärung vor, aber alle bleiben lückenhaft oder sind wieder verworfen worden.

1. Der Uterus ist ein immunologisch privilegierter Ort, wie z.B. die vordere Augenkammer, so daß eine Abstoßung nicht stattfindet.
   Aber tierexperimentelle Untersuchungen zeigen, daß Hauttransplantate sehr wohl abgestoßen werden.
2. An der Grenzschicht zwischen Trophoblast und Myometrium bildet sich eine Grenzschicht, die eine immunologische Barriere darstellt.
   Aber zahlreiche Befunde belegen heute einen lebhaften Austausch von Substanzen und Partikeln, die immunologisch aktiv sein können.
3. Die Schwangere ist so immunsupprimiert, daß sie den Fet nicht abstoßen kann. Für eine Vielzahl schwangerschaftsspezifischer Hormone und Proteine (z.B. HCG, Progesteron, AFP, SP i, Alpha-2-PAG, u.a.) ist zumindest in vitro eine immunsuppressive Wirkung nachzuweisen.
   Aber offensichtlich besteht diese Immunsuppression nicht gegenüber Krankheitserregern oder malignen Zellen.
4. Die Frucht ist immunologisch gesehen noch so unreif, daß sie nicht erkannt und dementsprechend nicht abgestoßen werden kann.
   Aber bereits im 1. Trimenon lassen sich bei der Mutter immunologische Reaktionen gegen fetales Gewebe nachweisen.
5. Der Fet induziert in der Mutter blockierende Antikörper und löst damit eine Toleranz aus (Abb. 1).
   Aber nicht alle Schwangeren mit einer normal verlaufenden Schwangerschaft weisen derartige blockierende Antikörper auf.

---

[1] Universitäts-Frauenklinik und Hebammenschule, Sigmund-Freud-Str. 25, D-5300 Bonn

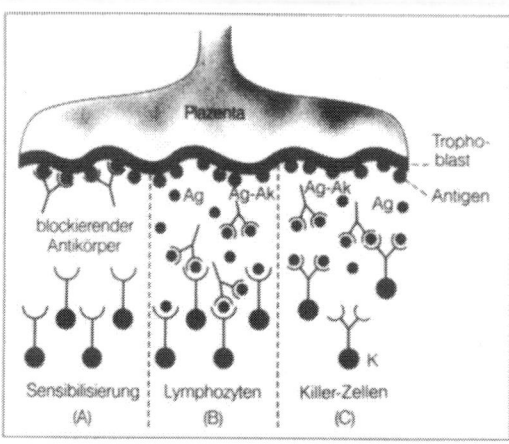

Abb. 1. Induktion blockierender
Antikörper und Induktion einer
Toleranz. (Aus: Koenig 1986)

6. Tierexperimentell lassen sich in der Dezidua und in den lokalen uterusnahen
   Lymphknoten erhöhte Aktivitäten von Suppressorzellen nachweisen (Clark
   et al. 1984).
   Aber gleichlautende Resultate sind beim Menschen bisher nicht erhoben
   worden und auch tierexperimentell lassen sich damit nicht alle Fragen
   klären.

Diese Aufzählung zeigt, daß wir bei dem Versuch einer Erklärung auf ein kom-
plexeres Bild angewiesen sind und dieses lückenhaft ist.

Als Arbeitskonzept kann heute gelten: In der Implantationsphase vermag
eine lokale Reaktion im Uterus durch erhöhte Suppressoraktivität, aber auch
durch lokal erhöhte Konzentrationen von immunsuppressiv wirkenden Substanzen eine primäre Abstoßung verhindern. Die immunologische Auseinander-
setzung der Frucht mit der Mutter führt dann zur Induktion spezifischer blockierender Antikörper und damit zur Induktion einer Toleranz (Abb. 2). Akzeptiert man diese Arbeitshypothese, so lassen sich modellhaft verschiedene
Schwangerschaftsverläufe auf der Grundlage von Immunmechanismen erklären
(Abb. 3). Bei bestehender Toleranz und normaler Embryonalentwicklung resultiert eine normale Gravidität. Überwiegt die Abstoßungsreaktion, so kommt
es zur Nekrose des Trophoblasten und zum Tod des Embryos. Stirbt der
Embryo ab und bleibt die Toleranz bestehen, resultiert eine Blasenmole.

Ist die Toleranz eingeschränkt, könnte eine begrenzte Schädigung des
Trophoblasten erfolgen mit Folgen wie z.B. Präeklampsie oder intrauterine
Mangelentwicklung. Wird keinerlei Toleranz induziert, kommt es zum wieder-
holten Abstoßen des Embryos.

Auf der Grundlage der oben angeführten Arbeitshypothese und der Annahme, daß letztendlich der Fet selbst für die Induktion der für sein Überleben so
wichtigen Toleranz sorgt, hat man nach Gründen gesucht, die zum Ausbleiben

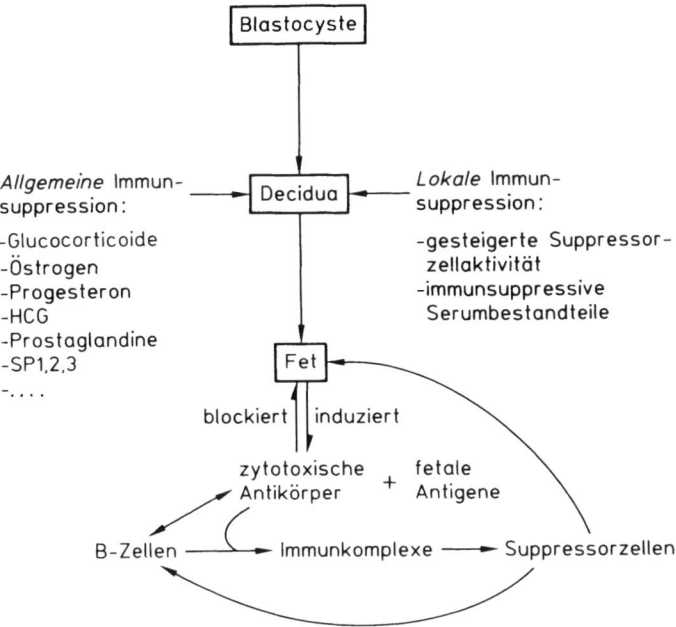

Abb. 2. Modellvorstellung der an der Vermeidung einer Abstoßungsreaktion beteiligten Faktoren

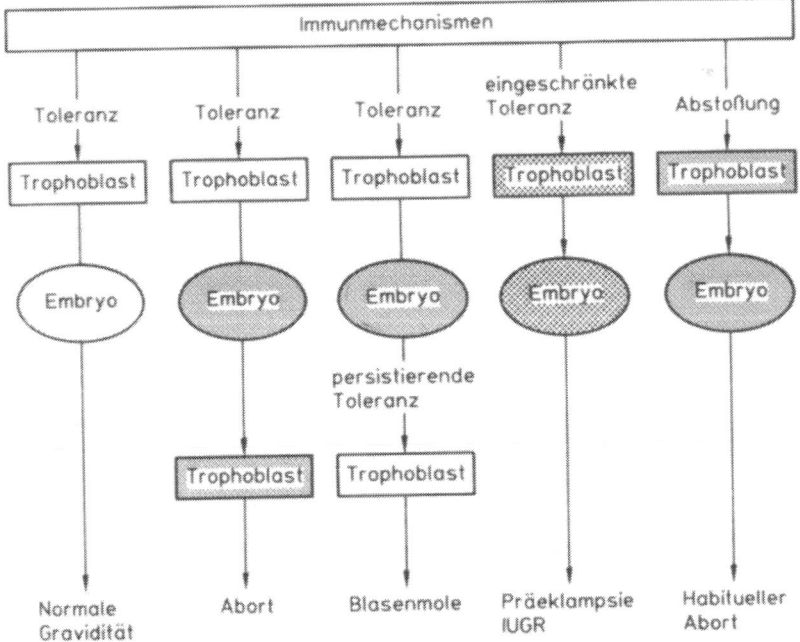

Abb. 3. Erklärung verschiedener Schwangerschaftsverläufe auf Grund unterschiedlicher Immunmechanismen. (Aus: Grosse-Wilde und Kuhn 1988)

Tabelle 1. Zusammenfassung verschiedener Studien über eine erhöhte Übereinstimmung im HLA-System bei Ehepaaren mit habituellen Aborten und fertilen Ehepaaren. (Aus: Grosse-Wilde und Kuhn 1988)

HLA-Sharing	HA-Paare	Fertile Paare
	(n = 1184)	(n = 1127)
HLA-A	604 (51,0%)	507 (45,0%)
HLA-B	450 (38,0%)	271 (24,0%)
	(n = 807)	(n = 654)
HLA-DR	381 (47,2%)	192 (29,4%)

dieser Toleranzreaktion, z.B. bei habituellen Aborten, führen könnten. Dabei lag es nahe, daß man Untersuchungen im Gensystem des Major Histocompatibility Complex vornahm, da dieses System für Transplantationen von entscheidender Bedeutung ist. Während man bei der Organtransplantation davon ausgehen kann, daß nur bei möglichst weitgehender Übereinstimmung von Spender und Empfänger im HLA-System eine Abstoßungsreaktion vermieden wird, postulierte man, daß blockierende Antikörper nur dann entstehen, wenn ein Unterschied im HLA-System zwischen Mutter und Fet existiert, da nur dann eine Erkennung des Fremdsystems möglich sei und damit die Induktion einer Toleranzreaktion in der Mutter. Da man HLA-Bestimmungen in den Fällen habitueller Fehlgeburten beim Feten nicht vornehmen konnte, führte man HLA-Bestimmungen beider Partner durch, in der Annahme, daß bei erhöhter Übereinstimmung beider Ehepartner im HLA-System zwangsläufig der väterlicherseits determinierte HLA-Anteil häufiger mit dem mütterlichen übereinstimmen mußte, je höher die Übereinstimmung beider Ehepartner im HLA-System war (HLA-Sharing).

In einer Vielzahl von Untersuchungen wurden sehr unterschiedliche, sich widersprechende Resultate erzielt. Faßte man allerdings alle Daten zusammen (Grosse-Wilde und Kuhn, 1988), so kommt man doch zu einer statistisch signifikant erhöhten Übereinstimmung bei Ehepaaren mit habituellen Aborten im Vergleich zu fertilen Ehepaaren (Tabelle 1). Daß die einzelnen Studien kontroverse Ergebnisse brachten, führte man auf den Polymorphismus des HLA-Systems und kleine Fallzahlen in den einzelnen Studien zurück. Aber auch die Schwierigkeit, im einzelnen Fall die Aborturesache jeweils exakt festzulegen, mag zu dieser Unsicherheit beitragen.

Auch wenn die Induktion einer Toleranz durch blockierende Antikörper im HLA-System keineswegs unbestritten ist und andere Autoren (Faulk und McIntrey, 1981) eher eine Übereinstimmung der Partner bezüglich Trophoblast-Lymphozyten-kreuzreagierender Antigene (TLX-Antigene) annehmen, hat doch diese modellhafte Theorie zum Versuch einer Immuntherapie habitueller Aborte geführt. Man ging von der Überlegung aus, daß die Induktion

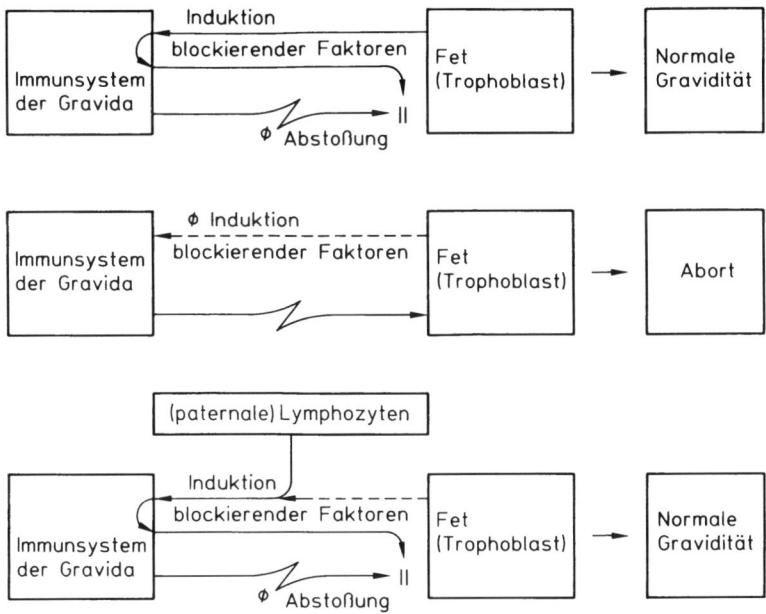

Abb. 4. Wirkungsweise einer Immuntherapie bei habituellen Aborten. (Aus: Grosse-Wilde und Kuhn 1988)

Tabelle 2. Vorgehen bei der Immunisierung. (Umfrage an deutschen Kliniken, Mallmann 1989)

5 von 11 Kliniken: intradermale Lymphozyteninjektion vom Ehemann

2 von 11 Kliniken: intradermale Lymphozyteninjektion vom Ehemann
und/oder
Lymphozyteninjektion von Fremdspendern

2 von 11 Kliniken: ausschließlich intradermale oder intravenöse Lymphozytentransfusion von Fremdspendern

1 Klinik: intradermale oder intravenöse Lymphozytentransfusion vom Ehemann

1 Klinik: intradermale Lymphozyteninjektion vom Ehemann kombiniert mit Transfusion von Erythrozytenkonzentraten und unspezifischer Immunstimulation

blockierender Antikörper durch Injektion von Lymphozyten des Ehemannes oder von Fremdspendern die Abstoßungsreaktion nachfolgender Schwangerschaften verhindern könnte (Abb. 4). Dabei ist das Vorgehen bei der Immunisierung bisher unterschiedlich, wie eine Umfrage an deutschen Kliniken ergab (Tabelle 2).

Die Tatsache, daß unterschiedliche Immunisierungsschemata verwandt wurden, unterschiedliche immunologische Untersuchungen zur Indikationsstellung herangezogen wurden und auch die immunologischen Nachweismethoden zur Kontrolle des Therapieerfolges unterschiedlich angewandt werden, sprechen für den Versuchscharakter einer derartigen Immuntherapie zum gegenwärtigen

Tabelle 3. Therapieergebnisse nach Immunisierung. (Umfrage an deutschen Kliniken, Mallmann 1989)

Zahl der therapierten Patienten	Erfolgreiche Schwangerschaften
1	0
2	Keine Angaben
4	4
5	1
5	2
10	Keine Angaben
13	3
15	6
16	10
21	9
Mehr als 200	Mehr als 160

Zeitpunkt. Allerdings weisen die Therapieerfolge, die bei einem derartigen Vorgehen erzielt werden, darauf hin, daß offenbar ein wirksamer Therapieansatz gefunden worden ist, der nunmehr mit multizentrischen, kontrollierten Studien weiter untermauert werden muß (Tabelle 3).

Literatur

Clark DA, Slapsys RM, Croy BA, Rossant J (1984) Host-versus-graft responses in the uterus. Immunology today 5: 111–115
Faulk WP, McIntrey JA (1981) Trophoblast survival. Transplant 32: 1–5
Grosse-Wilde H, Kuhn U (1988) Immundiagnostik und -therapie des habituellen Abortes. Gynäkologe 21: 149–261
Koenig UD (1986) Immunologie der Schwangerschaft und Störungen der Adaptation. In: Klinik der Frauenheilkunde und Geburtshilfe. Bd 5, S 3–22, Urban & Schwarzenberg
Mallmann P (1989) Gegenwärtiger Stand einer Immuntherapie habitueller Aborte in Deutschland. Fertilität 5: 121–124

Praktisches Vorgehen
bei der immunologischen Behandlung von Patientinnen
mit habituellem Abort

U. DIEKAMP[1]

Einleitung

Die Fortpflanzung ist eine Aufgabe, bei deren Lösung der Evolutionsdruck zahlreiche ungewöhnliche Varianten hervorgebracht hat. Die enormen Schwierigkeiten, die einzelne Paare der Gattung Homo sapiens und ihre Medizi auf ihrem Weg überwinden müssen, sind in der Abb. 1 durchaus treffend dargestellt. Wir, das heißt die Immunhämatologen, leisten normalerweise selten, aber vielleicht doch nicht ganz erfolglos, Hilfestellung.

Als eine frühere Mitarbeiterin mich vor gut 3 Jahren auf die Immunstimulationsbehandlung von Frauen mit habituellem Abort ansprach, die damals noch mit Buffy-coat-Transfusionen durchgeführt wurde, war ich enorm skeptisch. Diese Skepsis, das gebe ich gerne zu, beruhte im wesentlichen auf meinem

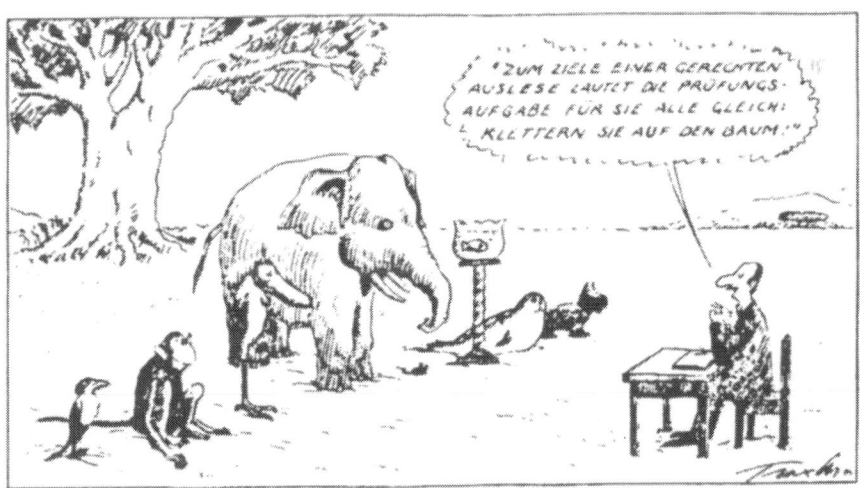

Abb. 1. Damit keiner der Konkurrenten sich benachteiligt zu fühlen braucht, muß die Art der Aufgabenstellung für alle gleich sein

[1] Leitender Arzt im Bluttransfusionsdienst des Zentralkrankenhauses St.-Jürgen-Straße, St.-Jürgen-Straße, D-2800 Bremen 1

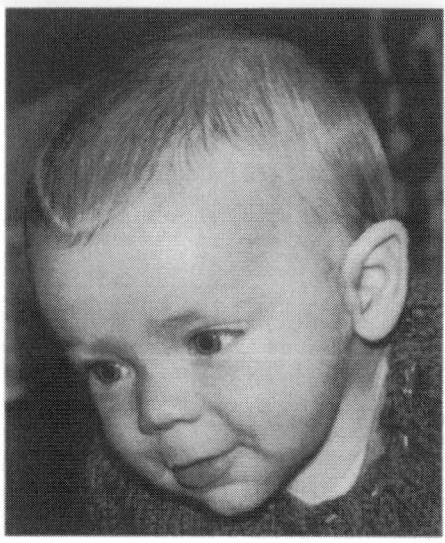

Abb. 2. Nach Lymphozytenstimulation der
Mutter im August 1984 geborenes Kind

Nichtwissen. Von zahlreichen Arbeiten, die mit Hilfe moderner immunologischer Methoden Erkenntnisse über die immunologischen Wechselbeziehungen zwischen Mutter, Trophoblast und Fetus ermöglicht hatten, hatte ich bis dahin nicht viel mitbekommen. Inzwischen habe ich wenigstens einen Teil dieses Defizits abgebaut.

Den Anstoß für meine Beschäftigung mit dieser Therapie gab zunächst das Geschick, mit dem meine Mitarbeiterin mich in die Sache hineingezogen hat: Sie zog nämlich ein Photo (Abb. 2) aus der Tasche als Hinweis, nicht als Beweis, daß sie hier etwas bewirkt hatte. Dies ist meines Wissens das erste in Deutschland im August 1984 geborene Kind, dessen Mutter sich der Lymphozytenstimulation in der Frühschwangerschaft unterzogen hatte, nach 3 vorherigen spontanen Frühaborten. Die Arbeiten von Beer et al. 1985, damals noch in Ann Arbor an der University of Michigan, und der rege Austausch mit Herrn Westphal, Immunologe in Kiel, waren uns eine große Hilfe (Westphal 1987). Ohne auf die theoretischen Aspekte noch einmal einzugehen (s. dazu Beitrag von Herrn Krebs in diesem Buch) stelle ich unser Programm vor, wie wir das machen und was bisher dabei herausgekommen ist.

Kriterien zur Immunstimulationsbehandlung bei habituellem Abort

Der Bluttransfusionsdienst am Zentralkrankenhaus St.-Jürgen-Straße in Bremen hat sich von Anfang an an ein mit dem Vorsitzenden unserer Ethikkommission abgestimmtes Verfahren gehalten, weil wir meinen, daß es sich hier um einen wissenschaftlich begründbaren therapeutischen Versuch, noch nicht aber um eine Standardtherapie handelt. Wir haben ein Protokoll erarbeitet, das sich im wesentlichen mit den erhofften gemeinsamen Kriterien der „Arbeitsgruppe habituelle Aborte" der Deutschen Arbeitsgemeinschaft für Histokompatibilität deckt. Sie hat im Frühjahr dieses Jahres in Hannover getagt, um gemeinsame Kriterien zu erarbeiten für 1) Patientenauswahl bzw. Indikationsstellung, 2) die Laboruntersuchungsverfahren sowie den Vorgang der Lymphozytenpräparation und die Technik der Stimulationsbehandlung und 3) für das „follow-up" dieser Patientinnen.

Auf Grund unseres protokollmäßigen Vorgehens verfügen wir über eine, mit aller Einschränkung, verhältnismäßig homogene Gruppe von Patientinnen.

Auf eine strenge Indikationsstellung wird größter Wert gelegt. Grundvoraussetzung für die Behandlung ist der Status „habitueller Spontanabort" – vielleicht sollte man Frühabort dazu sagen und von dem Begriff habituell wieder abkommen. Das heißt für uns, 3 Spontanaborte vor der 13. Schwangerschaftswoche bei Schwangerschaften mit demselben Partner. Dies ist für viele Partner, und vor allen Dingen für die Paare, bei denen die Frau schon über 35 Jahre alt ist, eine kaum zumutbare Hürde; wir haben deswegen einige Ausnahmen davon gemacht, indem wir schon nach 2 Spontanaborten behandelt haben.

Eine ausgetragene Schwangerschaft vom selben Mann ist ein absolutes Ausschlußkriterium. Eine schriftliche Einverständniserklärung nach einem eingehenden Informationsgespräch ist eine selbstverständliche Voraussetzung für diese Behandlung.

Wichtig ist vor allen Dingen ein Ausschluß anderer Abortur8sachen. Wir haben den überweisenden Gynäkologen unserer Patientinnen immer nahegelegt, bei dieser Ausschlußdiagnostik den Empfehlungen von Beer zu folgen. Dieser erläuterte 1988 im Juni in Tübingen auf einem ähnlichen Fortbildungsseminar sein Vorgehen und seine Ergebnisse und berichtete über seine Beobachtungen nach der Beratung von mehr als 600 Paaren mit 3 oder mehr Aborten (Beer 1988). In der Tabelle 1 sind diese Empfehlungen wiedergegeben, die sich in allen wesentlichen Punkten mit den zu erarbeitenden Empfehlungen der „Arbeitsgruppe habituelle Aborte" in der Deutschen Arbeitsgemeinschaft für Histokompatibilität decken.

Bei der humangenetischen Abklärung sollte man, den Hinweisen von Herrn Held (s. Beitrag in diesem Buch) folgend, über die hier aufgeführten Empfehlungen hinaus das Abortmaterial nach Möglichkeit einer Chromosomenanalyse zuführen. Mit Hilfe besonderer Präparationstechniken gelingt es in 80% der Fälle, ausreichend gute Mitosen für eine Chromosomenanalyse zu erzielen. Auf die Wichtigkeit der HLA-Typisierung wurde auch bereits von Held hingewiesen. Nur so könnte ein eventueller Zusammenhang zwischen der HLA-Kongruenz der Partner und dem Fehlen des Mechanismus zur Ausbildung blockierender Antikörper gefunden werden.

Auf eine ausreichende endokrinologische Untersuchung wird ebenfalls großer Wert gelegt. Störungen der Schilddrüsenfunktion, Diabetes mellitus, ova-

Tabelle 1. Klinische Diagnostik bei Frauen mit mehrfachen Spontanaborten (in Anlehnung an Beer 1988)

Gynäkologisch:	Ultraschall Hysterosalpingographie
Genetisch:	Chromosomenanalyse bei Mann und Frau Q- und R-banding-Assays Familienstudien, wenn indiziert HLA-A, -B, -C und -DR-Typisierung bei Mann und Frau
Mikrobiologisch:	Aerobe Kultur von Vagina und Zervixkanal Anaerobe und aerobe Kulturen vom Endometriumaspirat Chlamydien-, Mykoplasmen-, Ureaplasmakulturen vom Zervixkanal und Endometriumaspirat Toxoplasmoseserologie
Endokrinologisch:	Blutzuckeruntersuchung 2 Std. postprandial Schilddrüsenfunktion (T3 und T4) Prolaktinbestimmung (8 Uhr, nüchtern, Mitte der Follikelphase) Gelbkörperphasenuntersuchung: Serumprogesteron: 4, 7 und 10 Tage vor der Menstruation Endometriumbiopsie: 2 Tage vor der Menstruation
Immunologisch:	Suche nach Autoimmunparametern (antinukleäre Antikörper, aPTT für Lupusantikoagulans, Kardiolipinantikörper) Leukozytoxische Antikörper gegen paternale T- u. B-Zellen, Monozyten MLC: Maternale Proliferationsraten nach Stimulation mit paternalen Zellen verglichen mit Proliferationsraten nach Stimulation mit unverwandten Fremdzellen Test für blockierende Antikörper im mütterlichen Serum Spermaantikörperassay in Serum und Zervixschleim

rielle Dysfunktionen etc. sind als Erschwernisse der Schwangerschaft seit langem bekannt.

Bei der Bewertung immunologischer Parameter gehen die Meinungen erheblich auseinander. Beer betont, daß das Vorhandensein zytotoxischer Antikörper gegen die Antigene des Partners kein Hinderungsgrund ist für eine erfolgreiche Stimulation mit Fremdspenderlymphozyten und daß 75% solcher Frauen dann erfolgreiche Schwangerschaften austragen (Beer et al. 1987). Ebenso ist das Fehlen dieser zytotoxischen Antikörper gegen die Antigene des Partners kein Beweis für die sog. „immunologische Abortursache" bzw. keine strenge Indikation für die Partnerlymphozytenstimulation. McIntyre u. Faulk (1979), Nowbray et al. (1985) und auch Krebs machen hier ganz deutlich Unterschiede. Anhand unserer noch sehr geringen Zahlen können wir in diesen Streit kaum eingreifen. Vorerst richten wir uns nach dem Test für blockierende Antikörper im mütterlichen Serum, wie ich später noch ausführen werde. Nach der primären Diagnostik gynäkologischer, endokrinologischer und mikrobiologischer Abortursachen, die in der Regel vom behandelnden Frauenarzt vorgenommen werden, folgt die humangenetische Abklärung, und erst danach tritt der Immunhämatologe in Aktion.

Behandlungsprotokoll in Bremen

Im einzelnen gehen wir folgendermaßen vor (Tabelle 2):

Beim Vorgespräch mit Erheben der wichtigsten anamnestischen Daten wird besonders auf den Ablauf der Behandlung, die dazu notwendigen Untersuchungen in der Blutbank und die möglichen Komplikationen eingegangen. Folgende Komplikationen können auftreten: 1) Infektionsübertragungen durch die Lymphozytensuspension des Partners bzw. Fremdspenders, im wesentlichen CMV, HIV, Hepatitis, 2) die Antigenexposition der Patientin mit möglichen unerwünschten Folgen, z. B. Rh-Inkompatibilität, 3) lokale Probleme bei der intrakutanen Injektion der Lymphozytenpräparation, z. B. Staphylokokkeninfektion, und 4) ein dem Transplantat-gegen-Wirt-Syndrom (GVH-Syndrom) analoges Geschehen durch transplazentare Migration der Spenderlymphozyten.

Nach Besprechen der einzelnen Fragen werden die erforderlichen Blutproben für die Untersuchung der immunhämatologischen und der Infektionsparameter entnommen. Das Paar nimmt die Einwilligungserklärung mit nach Hause und bringt sie unterschrieben eine Woche später für die Behandlung wieder zurück. Es besteht also genug Zeit zum Überlegen, zum Fragen und zum

---

Tabelle 2. Protokoll zur Immunstimulation bei habituellem Frühabort

---

1. *Vorgespräch mit Erheben der Anamnese*
   Durchsicht der Vorbefunde
   Informationsgespräch
   Übergabe der Einwilligungserklärung
   Blutabnahme bei beiden Partnern für: HLA-Typisierung, HLA-Antikörperscreening, Blutgruppenbestimmung, Transfusionseignungsuntersuchungen: (ALT, HBsAg, TPHA, Anti-HIV, Anti-CMV)

2. *Immunstimulation der Frau mit Lymphozyten ihres Partners*
   Blutentnahme beim Mann: 50 ml Heparinblut, daraus sterile Aufbereitung der Lymphozyten, suspendiert in 1 ml RPMI 1640
   Bestrahlen der Lymphozytensuspension mit 15 Gy (bei bestehender Schwangerschaft)
   Intrakutane Injektion bei der Frau: 1 ml Lymphozytensuspension in 0,1-ml-Quaddeln an der Innenseite des Unterarms

3. *Nach 4 Wochen Untersuchung auf Bildung von blockierenden und zytotoxischen Antikörpern*
   Beim Mann Entnahme von 20 ml Heparinblut zur Aufbereitung der T- u. B-Zellen
   Bei der Frau Entnahme von 5 ml Nativblut für Test auf zytotoxische AK gegen T- und B-Zellen sowie für EAI-Test: Inhibition soll von Stimulierung < 20% und nachher > 50% sein

4. *Wenn Stimulation erfolgreich (EAI-Test pos.):*
   Konzeption erwünscht

5. *Wenn Stimulierung nicht erfolgreich (EAI-Test neg.):*
   Stimulation mit Fremdlymphozyten

6. *Wiederholung der Stimulation bei Schwangerschaft*
   (Sobald Kindsanlage und Vitalitätszeichen festzustellen sind)

7. *Kontrolle des EAI-Tests*

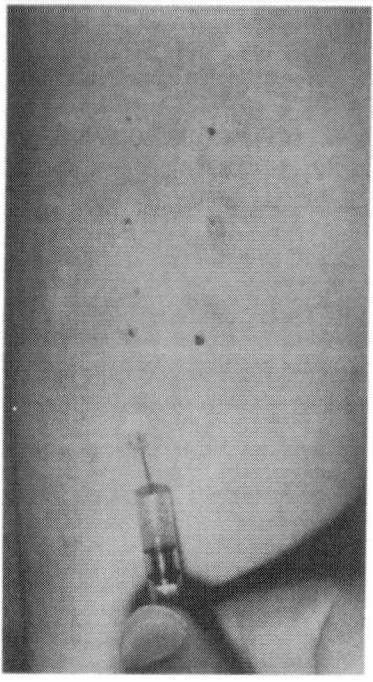

Abb. 3. Intracutane Injektion der Lymphozytensuspension

Entscheiden ohne jeglichen Druck. Nach einer Woche liegen die Untersuchungsergebnisse vor. Wichtig sind die Untersuchungen zur Transfusionseig-
nung der Partnerlymphozyten, die alle an normalen Blutspenden durchgeführten Untersuchungen (ALT bzw. SGPT, HBsAg, TPHA, Anti-HIV) umfassen,
und die Suche nach Antikörpern gegen CMV, weil die Übertragung einer
CMV-Infektion für den Feten ein besonderes Risiko darstellen kann. Bei
Verdacht auf eine Übertragungsmöglichkeit von Infektionskrankheiten, z.B.
Hepatitis oder CMV, wird die Problematik erneut besprochen und dann
entsprechend vorgegangen. Andernfalls findet die Immunstimulierung statt:
Aus 50 ml Heparinblut des Partners oder Spenders werden die Lymphozyten
steril aufbereitet. Dieser Prozeß dauert 2–3 h. Bei bereits bestehender Schwangerschaft soll die Lymphozytensuspension entsprechend den Empfehlungen der
Arbeitsgemeinschaft vor der Verabreichung mit 15 Gy bestrahlt werden. Dann
wird die Suspension in ca. 10 Quaddeln zu je 0,1 ml intrakutan in den Unterarm
der Patientin injiziert. (Abb. 3). Häufig kommt es zu einem Jucken der
Quaddeln und einer leichten Rötung der Injektionsstelle, gefolgt von einer
dunklen Verfärbung und, nach einigen Monaten, einer leichten Depigmentie-
rung. Nach 1–2 Jahren sieht man nichts mehr.
    Bei Rh-Unverträglichkeit erhält die Patientin eine Mikrodosis Anti-Rh$_0$(D)-
Immunglobulin (200 μg).

Wichtig ist die Feststellung, daß es sich bei der Lymphozytensuspension um eine Blutzubereitung im Sinne des Arzneimittelgesetzes handelt, für deren Herstellung und Verabreichung an Dritte eine Herstellungserlaubnis erforderlich ist. Wir betrachten den Spender, sei es der Ehemann bzw. Partner der Patientin oder auch ein Fremdspender, wie einen regulären Blutspender. Deswegen werden vor der Stimulationsbehandlung alle an jeder Blutkonserve durchzuführenen Untersuchung auch beim Lymphozytenspender durchgeführt.

Vier Wochen nach der Behandlung wird Blut entnommen, um festzustellen, ob die angestrebten blockierenden Antikörper gebildet wurden. Bei dieser Untersuchung dienen die Lymphozyten des Stimulators, also des Partners, des Ehemanns oder auch eines Fremdspenders, als das Indikatorsystem. Bekanntlich bilden Schaferythrozyten um humane Lymphozyten Rosetten. Wurden die Lymphozyten des Partners bzw. Spenders jedoch vorher mit dem antikörperhaltigen Serum der Patientin inkubiert, dann entfällt diese Rosettenbildung zu einem mehr oder weniger großen Teil, weil die entsprechenden Rezeptoren der Spenderlymphozyten von den Antikörpern der Patientin blockiert werden. Daher der Terminus „blockierende Antikörper". Das vor der Stimulationsbehandlung von der Patientin entnommene und eingefrorene Serum dient als Kontrolle. Dieser Erythrozyten-Antikörper-Inhibitions-Test (EAI-Test) wird für uns von Herrn Dr. Westphal an der Abteilung Immunologie der Universität Kiel durchgeführt. (Bei nur 1–2 Patientinnen pro Monat reicht unsere Zahl von Untersuchungen nicht aus, um diesen Test in unserem Labor ordnungsgemäß standardisieren zu können.) Eine Inhibition der Rosettenbildung von weniger als 20% vor und mehr als 50% nach der Behandlung wäre ein optimales Ergebnis.

Die gleichzeitig durchgeführte Untersuchung auf zytotoxische Antikörper soll uns helfen festzustellen, ob sich die Patientin mit den Lymphozytenantigenen ihres Mannes auseinandergesetzt hat, selbst wenn es nicht zur Bildung blockierender Antikörper gekommen ist. Wurden keine blockierenden Antikörper gebildet, ist der EAI-Test also negativ, so empfehlen wir die Wiederholung der Behandlung, aber diesmal mit den Lymphozyten eines besonders ausgesuchten Fremdspenders. Kriterien dafür sind: 1) möglichst geringes Risiko für eine Krankheitsübertragung (zuverlässige Spender) und 2) möglichst große HLA-Differenz zwischen Patientin und Spender. Auch hier wird der Erfolg der Behandlung mit dem EAI-Test beurteilt. Dabei werden dann allerdings nicht nur die Partnerlymphozyten, sondern parallel dazu auch die Lymphozyten des Fremdspenders als Indikatorsystem herangezogen. Es ist bemerkenswert, daß in der Regel nach erfolgreicher Fremdstimulierung blockierende Antikörper auch gegen die Rezeptoren der Partnerlymphozyten festgestellt werden. Dieser Prozeß ist also nicht so spezifisch, wie wir das früher angenommen haben. Vielleicht gibt es gemeinsame Grundstrukturen in diesem Antigensystem, gegen die die blockierenden Antikörper gerichtet sind.

Erst wenn der EAI-Test ausreichend positiv ist (d. h. mindestens 35% Inhibition), soll das Paar die Schwangerschaft anstreben. Dies ist anscheinend oftmals gar nicht so einfach: Bei 41% der von uns behandelten Paare trat bisher keine Schwangerschaft ein. Kommt es zu einer Schwangerschaft, wird die Stimulation wiederholt, und zwar sobald eine Kindslage bzw. Vitalitätszeichen festzustellen sind, d. h. in der 6.–8. Schwangerschaftswoche. Angesichts der Abortgefahr im ersten Trimenon ist hier die enge Kooperation und Kommunikation zwischen Geburtshelfer und dem BTD besonders wichtig. Fast noch wichtiger ist, daß die Frau genau Bescheid weiß, daß sie sich bei Eintritt einer Schwangerschaft sofort melden muß.

Ergebnisse

Seit Februar 1986 haben wir 34 Paare beraten. Davon wurden insgesamt 29 Paare behandelt. Diese hatten insgesamt 104 spontane Frühaborte erlitten, durchschnittlich 3,6 Aborte pro Patientin; die Zahl variierte zwischen 2 und 7. Das Alter der Frauen betrug zwischen 22 und 40,6 Jahren, im Durchschnitt 30,2 Jahre. Fünf Paare wurden bisher nicht behandelt: bei einem Paar mit bisher nur 2 Aborten haben wir angesichts des jungen Alters der Frau auf eine Stimulation zunächst verzichtet, bis ein 3. Abort vorliegt; Bei 2 anderen Paaren waren die Voruntersuchungen zum Ausschluß anderer Aborturssachen noch nicht ausreichend, insbesondere die Ergebnisse der genetischen Untersuchung lagen nicht vor. Eine dieser Patientinnen ist derzeit schwanger; sie war noch keine 25 Jahre alt und hatte bisher nur 2 spontane Frühaborte. Ein weiteres Paar überlegt sich derzeit, ob es einer Fremdstimulation zustimmen kann, da der Partner aufgrund unserer infektiologischen Voruntersuchung als Spender nicht in Frage kommt (erhöhte ALT).

Bei den 29 behandelten Paaren lassen sich die Ergebnisse der jeweils nächsten Schwangerschaft wie folgt zusammenfassen: Es traten 17 Schwangerschaften ein, von denen 11, also 65%, erfolgreich verliefen bzw. bei denen das kritische 1. Trimenon erfolgreich überschritten ist. Bei 6 Patientinnen kam es zu einem erneuten Frühabort; darunter war eine sog. biochemische Schwangerschaft, d. h. der β-HCG-Wert war positiv in der 4.–5. Woche, und dann trat mit wenigen Tagen Verspätung die Regelblutung ein. 12 Patientinnen (41,5%) wurden bisher nicht schwanger.

Tabelle 3 unterteilt die 29 behandelten Paare je nach der Quelle der zur Stimulation verwendeten Lymphozyten: 27 Paare wurde zunächst einer Stimulation mit Partnerlymphozyten unterzogen:

Bei 13 dieser Paare wurde der EAI-Test positiv; in dieser Gruppe traten bisher 10 Schwangerschaften ein, 8 davon sind ausgetragen. Bei 5 Paaren ergab der EAI-Test, daß bereits die Kontrollseren vor der Behandlung positiv gewesen waren, d. h. diese Patientinnen hatten zuvor bereits blockierende Antikörper gebildet. Bei diesen Paaren gehen wir nicht von einem gestörten immunolo-

Tabelle 3. Ergebnisse der Immunstimulation bei habituellem Abort nach Quelle der verwendeten Lymphozyten

a *27 primär mit Partnerlymphozyten*
   13 EAI-Test-Konversionen von negativ nach positiv
       8 erfolgreiche Schwangerschaften
       2 zusätzliche Frühaborte
       3 bisher nicht schwanger
    5 EAI-Tests bereits in Kontrollserum positiv
       2 zusätzliche Frühaborte
       3 bisher nicht schwanger
    9 EAI-Tests weiter negativ
       9 Fremdstimulation empfohlen

b *2 primär mit Fremdspenderlymphozyten*
   (1 wegen bereits bestehender Frühgravidität;
   1 wegen HBsAG-Trägerstatus des Partners)
   1 EAI-Test bereits im Kontrollserum positiv
       1 zusätzlicher Frühabort
   1 EAI-Test ausstehend
       1 andauernde Schwangerschaft (15. SSW)

c *7 sekundär mit Fremdspenderlymphozyten*
   5 EAI-Test-Konversionen von negativ nach positiv
       1 erfolgreiche Schwangerschaft
       1 zusätzlicher Frühabort
       3 bisher nicht schwanger
   2 EAI-Tests negativ; Fremdstimulation mit neuem Spender
       2 EAI-Test-Konversionen von negativ nach positiv
       1 erfolgreiche Schwangerschaft
       1 bisher nicht schwanger

gischen Schutz der Schwangerschaft aus, sondern von anderen Ursachen für den erneuten Schwangerschaftsverlust. So ist es auch bisher bei den beiden in dieser Gruppe beobachteten Schwangerschaften erneut zum Abort gekommen. 9 EAI-Tests blieben nach Partnerlymphozytenstimulation negativ, diesen Patientinnen wurde die sekundäre Stimulierung mit Lymphozyten von einem unverwandten Fremdspender empfohlen.

Von den insgesamt 9 Fremdspenderstimulationen waren 2 primär vorgenommen worden; eine, weil der Partner der Patientin HBsAg-Träger war, und die andere, weil die Patientin erst in der 7. SSW zum ersten Mal zu uns kam. Sie hatte vorher 3 spontane Fehlgeburten erlitten, und wir hielten es daher für nicht verantwortbar, bei dieser Patientin mit Partnerlymphozyten zu stimulieren. Die Frau ist zur Zeit in der 15. Schwangerschaftswoche und wohl über den Berg.

Bei den 7 sekundär mit Fremdspenderlymphozyten behandelten Paaren wurde der EAI-Test in allen Fällen positiv, bei 2 Patientinnen allerdings erst, nachdem wir einen zweiten Fremdspender benutzt haben. Immerhin haben wir auch in dieser Gruppe bisher 2 erfolgreiche Schwangerschaften und nur einen weiteren Frühabort. Bei 2 weiteren Paaren wurde die empfohlene Fremdstimu-

Tabelle 4. Der EAI-Test bei 29 behandelten Paaren mit habituellem Abort und das Ergebnis erneuter Schwangerschaften

EAI-Test-Ergebnis	Patientenzahl	Erneute Schwangerschaften		
		Erfolgreich	Erneuter Frühabort	Keine Schwangerschaft
Kontrollserum positiv (AK vor Stimulation vorhanden)	6	0	3	3
Positiv nach Partner- (13) bzw. Fremdspenderstimulation (7)	20	10	3	7
Neg. nach Partnerstimulation Fremdstimulation bisher nicht erfolgt	2	0	0	2
Fremdstimulation, noch kein Testergebnis	1	1	0	0

lierung bisher nicht durchgeführt, weil die Paare sich einem, wenn auch geringen, Risiko nicht aussetzen wollen.

Da wir unsere Paare erst zur Schwangerschaft ermuntern, wenn der EAI-Test ausreichend positiv ist, d. h. wenn wir wissen, daß blockierende, die Schwangerschaft schützende Antikörper vorhanden sind, erscheint es angebracht, die Ergebnisse der auf die Immunstimulierung folgenden Schwangerschaft entsprechend den EAI-Befunden zu gruppieren (Tabelle 4) und Zusammenhänge zwischen dem EAI-Ergebnis und der Prognose einer evtl. eintretenden Schwangerschaft zu untersuchen. Wenn das Kontrollserum, d. h. das vor der Stimulierung entnommene Serum, bereits positiv war, dann erwarten wir keine erfolgreiche Schwangerschaft. Drei der Patientinnen haben bereits erneut abortiert (eine davon mehrfach), und drei sind bisher nicht schwanger geworden. Wenn der EAI-Test nach Partner- bzw. Fremdstimulation positiv wird, erwarten wir eine erfolgreiche Schwangerschaft in der überwiegenden Zahl der Fälle. Drei dieser 13 Schwangerschaften sind allerdings dennoch mit einem erneuten Frühabort ausgegangen. Wenn der EAI-Test nach der Partnerstimulation negativ bleibt, empfehlen wir eine Fremdstimulation. Bei 2 Paaren ist das bisher nicht erfolgt, beide Patientinnen sind allerdings noch nicht wieder schwanger. Und bei bereits bestehender Frühschwangerschaft wird unmittelbar mit Fremdlymphozyten behandelt.

Abschließend kann man also sagen, daß der EAI-Test die Präsenz oder die Bildung blockierender Antikörper bestätigt. Falls Antikörper vor der Stimulation vorhanden sind, liegt keine immunologische Abortursache vor. Wenn blockierende Antikörper nach der Stimulation nachgewiesen werden, hat die Frau aus immunologischer Sicht eine gute Prognose für das Austragen ihrer Schwangerschaft. Werden nach der Partnerstimulation keine Antikörper gebildet, sollte man eine Fremdstimulierung versuchen.

Nebenwirkungen

Da unsere Fallzahlen noch sehr klein sind, sind die Langzeitfolgen dieser Behandlungsmethode schwer abschätzbar. Es gibt bisher noch keine prospektive Untersuchung der resultierenden Kinder hinsichtlich möglicher Entwicklungsstörungen. Beer berichtete in Tübingen über eine unerwartet hohe Zahl von intrauteriner „growth retardation" (17%) und über neurologische Ausfälle bei einigen Kindern, die als Ausdruck eines GVH-Syndroms gedeutet werden können. Bei allen diesen Patientinnen handelt es sich um Frauen, die im Frühstadium der Schwangerschaft mit Partnerlymphozyten behandelt worden waren. Diese Komplikation wurde von Beer noch nie beobachtet bei Frauen, die mit Fremdspenderlymphozyten behandelt wurden.

Angesichts dieser Situation ist es unerläßlich, daß die Behandlung sehr restriktiv durchgeführt wird, daß sie nach einem einheitlichen Protokoll vorgenommen wird, daß alle bekannten Schutzmaßnahmen (wie z. B. das Bestrahlen der Lymphozyten und das vorherige Testen auf Infektionen des Partners oder des Spenders) eingehalten werden, daß man die Indikationsstellung für Partnerstimulation in der Frühschwangerschaft sehr gründlich überprüft (und vielleicht doch auf den Fremdspender zurückgreift) und daß die resultierenden Kinder auch longitudinal beobachtet werden im Hinblick auf mögliche Schädigungen.

Perspektive

Ob die bisher 11 erfolgreichen Schwangerschaften in 2½ Jahren bei insgesamt 17 Paaren mit uns bekannten Schwangerschaften ausreichen, um diesen mühsamen Weg weiterzugehen, wäre nun zu diskutieren. Bei 7 der 10 behandelten, aber bisher nicht schwangeren Paaren hegen wir berechtigte Hoffnung auf erfolgreiche Beendigung einer etwa eintretenden Schwangerschaft, berechtigte Hoffnung jedenfalls aus immunologischer Sicht.

Wie schwierig das Ganze zu beurteilen ist, zeigt sich an einem Paar, das bei primärer Sterilität und langjährigem Kinderwunsch nach 2 fehlgeschlagenen Transfers von in-vitro-fertilisierten Embryos zu uns überwiesen wurde zur Lymphozytenstimulation, die die Chancen für erfolgreiche Embryotransfers wesentlich verbessern soll, wozu es einige Literaturhinweise gibt. Die Patientin wurde partnerstimuliert, ohne Erfolg; sie wurde fremdstimuliert, und endlich, nach der zweiten Fremdstimulierung, bildete sie blockierende Antikörper. Dann wurde sie ohne weiteren ärztlichen Eingriff schwanger und ist jetzt im 2. Trimenon, also jenseits der kritischen Phase.

Die einzige Antwort auf solche Beobachtungen ist eine vorsichtig entworfene, kontrollierte, randomisierte klinische Studie. Wir sind dazu bereit. Wir benötigen das Einverständnis der Patienten und die Kooperation der primär involvierten Frauenärzte.

Literatur

Beer AE (1988) Immunologic aspects of normal pregnancy and recurrent spontaneous abortion. Semin Reprod Endocrinol 6: 163–180

Beer AE, Semprine AE, Xiaoyu Z, Quebbeman JF (1985) Pregnancy outcome in human couples with recurrent spontaneous abortions: 1) HLA antigen profiles; 2) HLA antigen sharing; 3) Female serum MLR blocking factors and 4) Paternal leukocyte immunization. Exp Clin Immunogenet 2:137–153

Beer AE, Quebbeman JF, Xiaoyu Z (1987) Nonpaternal leukocyte immunization in woman previously immunized with paternal leukocytes: Immune responses and subsequent pregnancy outcome. In: Clark DA, Croy BA (Hrsg) Reproductive immunology. Elsevier Science, Amsterdam, p 261

McIntyre JA, Faulk WP (1979) Maternal blocking factors in human pregnancy are found in plasma, not serum, Lancet II: 821–823

Mowbray JF, Gibbings C, Lindell H, Reginald PW, Underwood JL, Beard RW (1985) Controlled trial of treatment of recurrent spontaneous abortion by immunization with paternal cells. Lancet I: 941–943

Westphal E, Hühn A, Olofsson L, Müller-Ruchholtz W (1987) Leukozytentransfusionen zur Immunisierung von Patientinnen mit multiplen habituellen Frühaborten. Ärztl Lab 33: 307–310

Auswirkungen von Schwangerschaftsabbruch und Abort auf mütterliche Morbidität, kindliche Mißbildungsrate und neonatale Sterblichkeit

V. G. PAHNKE[1]

Einleitung

Keine Operation ist so einfach, daß sie vollständig frei ist von Risiken. Der „weise Arzt", wer auch immer das sein mag, muß Nutzen einer Therapie gegen mögliche Nachteile vergleichend abwägen. Bei einem Wunsch nach Schwangerschaftsabbruch muß der Arzt demnach entscheiden, ob der Schwangerschaftsabbruch selbst oder die Fortführung der Schwangerschaft das größere Risiko für die psychische und physische Gesundheit der Frau bedeutet. Diese schwere Entscheidung kann man ohne Kenntnis der Risiken eines Abbruchs wohl kaum fällen. Hier wird evtl. der eine oder andere Leser schon murrend einwenden, daß diese Erkenntnis keineswegs neu sei. Ich hoffe trotzdem, im Laufe dieser Übersicht zeigen zu können, daß es durchaus sehr schwierig ist, diese Risiken in Bezug auf den Schwangerschaftsabbruch konkret zu erfassen.

Zwangsläufig fragt man sich natürlich, warum bei einer bekannt hohen Abruptiofrequenz diese Zahlen und Risiken nicht so klar sind, daß man auf ihrer Basis vernünftig entscheiden kann. Die Gründe für diese Unklarheit sind gar nicht so schwer zu verstehen, wie es auf den ersten Blick scheint. Während die Morbidität und die fatalen Komplikationen krimineller Aborte klar akzeptiert sind, wird zur gleichen Zeit gelegentlich die Öffentlichkeit in dem Glauben gelassen, daß der legale Abort ein „Spaziergang", ja sogar eine „lunch hour procedure" (zit. nach Stallworthy 1971 [14]) sei, die man mehr oder weniger als Ersatz für die Kontrazeption benutzen dürfe. Wegen der emotionalen Reaktionen auf den legalen Abort finden Dokumentationen aus Ländern mit breiter Erfahrung auf diesem Sektor erstaunlicherweise in der medizinischen Literatur oder Laienpresse wenig Beachtung. Auf der anderen Seite mag es Gegner der Abruptio geben, die wahrscheinlich unbewußt die eventuellen Risiken höher einstufen als sie in Wirklichkeit sein mögen. Weder die eine noch die andere zugespitzte Meinung ist medizinisch vertretbar, wenn dabei etwa Patientinnen Nachteile erleiden sollten.

[1] Frauenklinik II, Zentralkrankenhaus St.-Jürgen-Straße, St.-Jürgen-Straße, D-2800 Bremen 1

Zusätzlich zu dieser ganzen Problematik haben veränderte operative Techniken bei der Abruptio und auch die wechselnde öffentliche Ansicht bewirkt, daß manche Probleme heute nicht mehr existieren, auf der anderen Seite aber neue Fragen entstanden sind. Hierbei erscheint auch wichtig, daß manche Fragen erst heute zu beantworten sind, die schon vor Jahren gestellt wurden, aber andererseits manche Fragen erst – wenn überhaupt – in den kommenden 10 Jahren beantwortet werden können. Dieser Beitrag ist daher eher als Versuch einer Bestandsaufnahme zu sehen, damit wir alle als betroffene Ärztinnen und Ärzte mehr Klarheit bei der Frage gewinnen, ob eine Abruptio oder auch ein Abort mit negativen Folgen für die weiteren Schwangerschaften behaftet ist oder nicht. Darüber hinaus ist es für den Entscheidungsprozeß von Wichtigkeit, welches häufige und welches seltenere Komplikationen sind und ob sie vermieden werden können.

Frühkomplikationen nach spontanem oder induziertem Abort

Intraoperative, primäre Frühkomplikationen

Grundsätzlich konnte die Häufigkeit sowohl von Früh- als auch von Spätkomplikationen beim induzierten Abort in den letzten 20 Jahren deutlich gesenkt werden, obwohl die Zahlenangaben sich z. T. völlig widersprechen (Tabelle 1). Für die Frühkomplikationen wie Zervixverletzung, Perforation und Blutverlust von über 500 ml schwanken die Zahlen zwischen 0,8 und 33%. Die höchsten Komplikationsraten stammen aus der Untersuchung von Bräutigam u. Koller [2], bei einem allerdings kleinen Kollektiv. Auch die von Stallworthy et al. [14] angegebene Komplikationsquote ist mit 22,4% doch noch sehr hoch. Etwas geringer sind die Komplikationsraten, die von Arvay u. Raics [1] mit 19% angegeben wurden. Ganz im Gegensatz dazu stehen die Ergebnisse von Glenc [6], der an einer relativ hohen Anzahl von Patientinnen nur 0,8% Komplikationen beobachtete.

Tabelle 1. Intraoperative Frühkomplikationen (primär) beim Schwangerschaftsabbruch

	Häufigkeit [%]	Literatur
1. Zervixverletzung	33,0	[2]
2. Perforation	22,4	[14]
	19,0	[1]
3. Blutverlust > 500 ml	0,8	[6]
4. Laparotomie bzw. HE	0,7 bzw. 0,02	[14]

Postoperative, sekundäre Frühkomplikationen

Auch die Angaben über die postoperativen Frühkomplikationen wie Nachblutung, erneute Kürettage, Fieber über 38°C, Endometritis, Adnexitis, Parametritis, Sepsis und Thromboembolie schwanken extrem zwischen 2,5 und 65% (Tabelle 2). Die offiziellen Zahlen für die BRD lagen im Jahre 1977 mit 4,6% deutlich über den von Glenc [6] angegebenen Komplikationsraten. Selbst im Jahr 1982 betrugen sie immer noch 2,1%, und erst 1985 fielen sie dann auf 1,7%. Sie liegen aber z.T. deutlich niedriger als die Zahlenangaben anderer Autoren. Dieser eigentlich erfreuliche Rückgang der Komplikationen wird jedoch durch einen methodischen Einwand zumindest teilweise entkräftet. Bei diesem Rückgang muß man nämlich beachten, daß anders als im Jahre 1977 z.B. 1985 nur noch 43% aller Abbrüche in Kliniken durchgeführt wurden. Beim Abbruch in der Praxis kann oft die Möglichkeit entfallen, postoperativ auftretende Entzündungen exakt zu erfahren, da der den Abbruch vornehmende Arzt nur selten auch die Nachbehandlung übernimmt. Daher sind die in den Meldungen an das Bundesamt für Statistik angegebenen Komplikationsraten als primäre Frühkomplikationen beim Eingriff aufzufassen, da die anderen ja u.U. später auftreten und so von Amts wegen nicht mehr erfaßt werden können. Real ist bis heute in den letzten 20 Jahren also nur die Rate der primären Frühkomplikationen von etwa 6,5% auf 1,5% gesenkt worden. Die Zahl der später auftretenden Komplikationen ist also für die BRD nicht genau bekannt.

Die Gründe für das Absinken der primären Frühkomplikationen liegen wahrscheinlich in der wachsenden ärztlichen Erfahrung durch die große Zahl von Schwangerschaftsabbrüchen wie auch in der veränderten Methodik. Hier sind z.B. die Vakuumaspiration und die Zervixvorbehandlung mit Prostaglandinen zu nennen. Auch die Tatsache, daß grundsätzlich ein Trend zum früheren Abbruch besteht (bis zur 8. SSW 19,5% im Jahre 1977 und 38,9% im Jahre 1985) ist dabei zu beachten.

Tabelle 2. Postoperative Frühkomplikationen (sekundäre) beim Schwangerschaftsabbruch

	Häufigkeit [%]	Literatur
1. Nachblutung > 500 ml		
2. Nochmalige Kürettage		
3. Fieber > 38°C	65,0	[2]
4. Endometritis	40,4	[14]
5. Adnexitis	14,3	[11]
6. Parametritis	2,5	[6]
7. Sepsis		
8. Tromboembolie		
9. Laparotomie bzw. HE	0,7 bzw. 0,02	[14]

Notwendigkeit einer Laparotomie bzw. Hysterektomie

Wenig Zahlenmaterial steht bezüglich einer notwendigen Laparotomie bzw. Hysterektomie bei Perforation des Uterus zur Verfügung. Hier liegen uns lediglich die frühen Zahlen von Stallworthy et al. 1971 [14] vor mit 0,7% Laparotomien und 0,02% Hysterektomien. Aus meiner eigenen Zeit im Fach Gynäkologie erinnere ich mich an 3 Laparotomien in ca. 20 Jahren, bei denen jeweils der Defekt übernäht werden konnte. In der Regel hat sich an unserer Klinik jedoch die Laparoskopie bei ernstem Perforationsverdacht bewährt und die Beendung der Kürettage unter laparoskopischer Sicht. Fast immer erübrigt sich dabei die Laparotomie, und es kann unter antibiotischer Therapie, Gabe von Kontraktionsmitteln sowie Kreislaufkontrollen abgewartet werden, ohne daß laparotomiert werden muß.

Mütterliche Mortalität

Eine Sonderstellung unter den primären und sekundären Frühkomplikationen nimmt die Zahl der mütterlichen Todesfälle ein. Hier geben Bräutigam und Koller 1979 [2] eine Inzidenz von 0,15‰ an, das entspricht 3 Todesfällen in ihrem Patientinnengut; alle übrigen Autoren berichten, trotz teilweise viel größerer Patientinnenkollektive, von keinem Todesfall [6, 11, 14]. Es bleibt zu diskutieren, wie es zu den Todesfällen in der BRD kam, da die damalige o. a. Untersuchung von Bräutigam und Koller eine retrospektive Studie war und die Kasuistiken in der Originalarbeit nicht beschrieben wurden.

Spätkomplikationen nach Abruptio und Abort

Allgemeine Probleme bei der Ermittlung der Spätkomplikationen

Hinsichtlich der Spätkomplikationen nach Abruptio und Abort ist die Situation noch unklarer als bei den Frühkomplikationen, da sie, wie oben bereits erwähnt, nicht amtlich erfaßt werden müssen und damit statistisch nicht auswertbar sind. Zusätzlich ergeben sich bei der Auswertung von Spätkomplikationen selbst besondere methodische Probleme, die als Fragen bzw. Feststellungen formuliert werden können:

1. Welches sind sinnvolle Kontrollkollektive für Abruptiopatientinnen? Erstgravide ohne vorausgegangene Geburt oder Zweitgravide, d. h. Erstgebärende?

Tabelle 3. Spätkomplikation nach Schwangerschaftsabbruch und Abort

	Häufigkeit	Literatur
1. Extrauteringravidität	3 mal häufiger	[3]
	seltener	[6]
	Nicht häufiger	[8, 9]
2. Abortbestrebungen	3 bis 4 mal häufiger bei Abruptio u. Abort	[13]
	4 mal häufiger;	[12]
	2 bis 3 mal häufiger bei Nulliparae;	[7]
	Nicht häufiger	[4, 8, 9]
3. Zervixinsuffizienz	3 mal häufiger	[3]
	Nicht häufiger	[9]
	Nur häufiger bei Dilatation > 12 mm	[8]
4. Frühgeburtlichkeit	3 mal häufiger bei Abruptio als bei Abort	[12]
	3 mal häufiger	[3]
	Kein Unterschied	[4, 5, 8]
	Unterschied bei Abort	[13]
	Kein Unterschied, aber nach 2. Abruptio	[7]
5. Plazentainsuffizienz	Kein Unterschied	[4, 5, 9, 11]
	6 mal häufiger	[3]
	Nach Abort 2 mal häufiger	[13]
6. Plazentakomplikationen	Kein Unterschied	[9]
	Nur Plazenta praevia gering erhöht	[8]
	Bis zu 8 mal höher nach Abort, nicht n. Abruptio	[13]
	Erhöht bei Zustand nach 2. Kürettage	[11]
7. Mißbildungsrate	Kein Unterschied	[5, 9]
	Kein Unterschied zwischen Abort und Abruptio	[12]
	Nach Abort 2 mal häufiger, nicht nach Abruptio	[13]
8. Perinatale Mortalität	Kein Unterschied	[5]
	Kein Unterschied, sozioökonomische Faktoren wichtiger	[9]
	Deutlich erhöht nach Abruptio, nicht nach Abort	[12]
9. Sekundäre Sterilität	Kein Unterschied	[8]
	Erhöhter Trend, keine Zahlen	[9]
	Nur 1% der Abruptiones	[6]
10. Blutungsstörungen	Erhöht auf 11%	[6]

2. In den verschiedenen Studien aus unterschiedlichen Ländern wurden Patientinnenkollektive völlig verschiedener demographischer Zusammensetzung verglichen.

3. Ein großer Teil der Studien weist völlig unzureichende Fallzahlen auf.

4. Ist eine retrospektive Studie überhaupt geeignet, solche Fragen zu beantworten, oder bedarf es dazu prospektiver Studien?

5. Wegen fehlender Standardisierung kann es eine Definitionsfrage sein, ob eine Abortquote erhöht ist oder nicht. Wenn z.B. ein Autor nur Aborte

jenseits der 27. SSW erfaßt, dann können die dort berechneten Zahlen keine Fragen zum Frühabort beantworten.

6. Die nächste weitergehende Frage ist, ob die gefundenen Unterschiede, wenn auch signifikant, überhaupt praxisrelevant sind.

7. Gelten die beobachteten Komplikationen auch für Frauen mit Zustand nach spontanem Abort, oder sind sie ausschließlich auf den induzierten Abort zu beziehen?

8. Sind die eventuellen Spätfolgen eines Schwangerschaftsabbruchs ein ausreichender Grund, das Abruptioverhalten zu verändern? Zwingen sie uns also zu bedenken, ob die Indikationen, wie wir sie heute sehen, richtig sind?

9. Bedingen die unterschiedlichen Folgen bei Patientinnen mit und ohne Abruptio oder mit und ohne Abort eine Änderung des Managements der nächsten Schwangerschaft?

Es soll im folgenden versucht werden, eine befriedigende Antwort zu den Spätfolgen von Abruptio und Abort zu finden. Positiv vorwegzunehmen ist, daß auch bei diesen speziellen und mehr chronischen Nebenwirkungen in den letzten Jahren ein Trend zu besseren Ergebnissen vorliegt, wobei allerdings die Zahlen zu machen Fragen auch heute noch als nicht ausreichend zu betrachten sind (Tabelle 3).

Häufigkeit der Extrauteringravidität nach Abruptio

Bräutigam u. Warnke [3] berichteten, daß Extrauteringraviditäten 2 bis 3 mal häufiger auftraten, während Madore et al. [9] sowie McKenzie u. Hillier [8] keine Häufung fanden und Glenc [6] sogar eine niedrigere Rate von Extrauteringraviditäten bei Frauen mit Abruptio als bei Frauen ohne Abruptio nachwies. Diese Frage muß als noch ungeklärt betrachtet werden und das Fehlen einer Antwort ist unbefriedigend.

Abortbestrebungen nach Abruptio und Abort

Völlig verworren erscheint auf den ersten Blick die Situation bei Neigung zum Abort nach Abruptio. Je 1 retrospektive und 2 prospektive Studien finden keine Unterschiede, während 2 retrospektive und 1 prospektive Studie einen Zusammenhang zwischen Abortneigung und Zustand nach vorausgegangener Abruptio bejahen.

Zervixinsuffizienz nach Abruptio und Abort

Ein wenig klarer scheint der Zusammenhang zwischen Zervixinsuffizenz und Zustand nach Abruptio zu sein. Lediglich Bräutigam u. Warnke berichteten [3] über eine 3mal höhere Aborthäufigkeit bei Patientinnen mit Zustand nach Abruptio. Der Ansatz dieser Autoren ist jedoch mehrfach kritisiert worden. Sie vergleichen ein Kollektiv mit bestimmten peripartalen Komplikationen mit einem Kollektiv ohne derartige Komplikationen und stellen im ersten Kollektiv eine eindeutig höhere Abruptiofrequenz fest. Sie schließen daraus, daß die in der Gruppe mit der höheren Abruptiofrequenz beobachtete geburtshilfliche Pathologie in der Abruptio selbst zu suchen ist, ohne aber die anderen Faktoren, wie sozioökonmische Daten usw., überhaupt berücksichtigt zu haben. Madore et al. [9] dagegen fanden bei einem sehr großen Kollektiv keine Unterschiede zwischen Patientinnen mit und ohne Abruptio, während McKenzie und Hillier [8] lediglich bei einem kleinen Kollektiv mit einer Zervixdilatation, von über 12 mm eine erhöhte Zervixinsuffizienzrate sahen. Bei Durchsicht der Literatur läßt sich auch erkennen, daß vor allen Dingen bei weiter fortgeschrittenen Schwangerschaften die medikamentöse Vorbehandlung unbedingt der alleinigen mechanischen Dilatation vorzuziehen ist.

Frühgeburtlichkeit

Ein Zusammenhang zwischen Abruptio und Frühgeburtlichkeit wird in erster Linie dann beobachtet, wenn die Frühgeburtlichkeit mit einer Zervixinsuffizienz einhergeht. Obwohl nach 3 größeren prospektiven Studien und einer großen retrospektiven Studie wahrscheinlich kein ursächlicher allgemeiner Zusammenhang zwischen Abruptio und Frühgeburtlichkeit besteht, läßt sich allerdings feststellen, daß die Lazeration der Zervix der prognostisch ungünstige Faktor ist. Hierbei scheint es von geringer Bedeutung, ob diese Zervixlazeration anläßlich einer Abruptio oder eines Aborts entstand. Allerdings berichteten Schoenbaum et al. 1980 [13] beim Zustand nach Abort ebenfalls von einer zweifach höheren Rate von Plazentainsuffizienzen, während sich dieser Zusammenhang wiederum in mehreren prospektiven Studien nicht nachweisen ließ.

Plazentakomplikationen (Placenta praevia, Störungen der Nachgeburtsperiode usw.)

Diese treten nach Meinung von McKenzie und Hillier 1977 vermehrt bei Zustand nach Abruptio, häufiger noch nach Aborten [13] und am häufigsten nach wiederholten Kürettagen auf. Dabei ist es wahrscheinlich unwichtig, ob die wiederholten Kürettagen im Rahmen einer Abruptio oder eines Aborts erfolgten. Diese These wird durch die relevanten Beobachtungen von Madore et al. [9] unterstützt, der bei grundsätzlich erhöhter Inzidenz von plazentaren Kompliktionen nach Kürettagen keinen Unterschied zwischen Abruptio und Abort nachwies. Jeder erfahrene Kliniker weiß, wie weich der Uterus noch

Tage nach Abort oder Abruptio sein kann. Die bei einer Retention fast immer nachweisbare Begleitendometritis ist mit dafür verantwortlich, daß bei erneuter Kürettage auch Teile des Myometriums entfernt werden. Dadurch kann es zu einer Defektheilung kommen, auf deren Folgen hier nicht näher eingegangen werden muß.

Mißbildungsrate

Die Mißbildungsrate scheint nach Ansicht von Schoenbaum et al. [13] nur bei Zustand nach Abort, nicht aber nach Abruptio erhöht zu sein. Bei Patientinnen dagegen, die nach Abruptio bzw. Abort bereits ein Kind geboren haben, besteht für alle weiteren Schwangerschaften kein erhöhtes Risiko mehr. Frank et al. [5] fanden keinen negativen Einfluß von Abort und Abruptio auf die Mißbildungsrate.

Perinatale Mortalität

Die perinatale Mortalität läßt sich grundsätzlich auch heute noch, trotz aller therapeutischen Möglichkeiten, vorwiegend auf die Frühgeburtlichkeit zurückführen. Diese wiederum hängt aber auch noch von weiteren wichtigen Faktoren wie Rasse, sozialem Status, Vorsorgefrequenz u. a. ab. Madore et al. 1981 [9] konnten ganz klar zeigen, daß diese Faktoren wesentlich bedeutsamer sind als die Frage, ob die Patientin eine Abruptio hatte oder nicht. Dies ist der Grund dafür, daß er in seiner größeren retrospektiven Studie ebenso wie Frank et al. 1987 [5] keine ursächlichen Zusammenhang zwischen perinataler Mortalität und Zustand nach Abruptio oder Abort sichern konnte. Nur Richardson und Dixon 1976 [12] fanden eine erhöhte Mortalität der Frühgeborene, wenn anläßlich einer Abruptio Zervixläsionen aufgetreten waren.

Sekundäre Sterilität und Blutungsstörungen

Früher haben wir bekanntlich den Patientinnen vor einem Schwangerschaftsabbruch mitgeteilt, daß eine sekundäre Sterilität als Spätkomplikation auftreten kann. Im Gegensatz zum Inhalt unserer präoperativen Aufklärung scheint es heute nach prospektiven Untersuchungen doch eher wahrscheinlich zu sein, daß die sekundäre Sterilität nicht der Abruptio selbst zuzuschreiben ist. Nach Miller u. Jekel [10] könnte man wahrscheinlich zwischen Spätfolgen nach Abruptio oder Spontanabort, immer in Kombination mit einer Kürettage, methodisch kaum unterscheiden. Vielmehr spielen ihrer Auffassung nach die Nebenwirkungen des Eingriffs selbst, also z. B. entzündliche Komplikationen, eine Rolle, wobei deren Rate aber in den letzten Jahren stetig abgesunken ist. Es ist daher eher unwahrscheinlich, daß durch Schwangerschaftsabbrüche alleine eine signifikante Zunahme von Sterilitäten in Kauf genommen werden muß. Auch hier wiederum fehlen prospektive Longitudinalstudien mit genügend langer Beobachtungszeit an einem ausreichend großen Patientinnenkollektiv. Nach einer Abruptio auftretende Blutungsstörungen lassen sich in der Regel gut therapieren und sind daher klinisch eher unbedeutend [6].

Zusammenfassung

Nachdem die Geduld des Lesers durch die Aufzählung vieler, z. T. widersprüchlicher Zahlen beansprucht wurde, folgt nun zusammengefaßt zu den einzelnen Punkten eine Art Resümee (Tabelle 4). Hierbei mußten in subjektiver Einschätzung Studien mit geringen Fallzahlen geringer bewertet und prospektive Studien mit hohen Fallzahlen entsprechend wichtiger eingestuft werden.

Hinsichtlich der *intraoperativen Frühkomplikationen* kamen wir zu dem Ergebnis, daß die Zahlen äußerst inhomogen sind und zwischen 1 und 33% schwanken. In der Bundesrepublik Deutschland ist die Rate in den letzten 20 Jahren aber doch von 6,5 auf 1,5% abgesunken. Zur Frage der Laparotomie bzw. Hysterektomie gibt es praktisch keine konkreten Zahlen, die Inzidenz wird aber äußerst gering sein. Diese Eingriffe sind zudem auch fast immer vermeidbar.

Die Angaben zu den *sekundären, postoperativen Frühkomplikationen* gehen ähnlich weit auseinander. Ihre Rate ist aber auf jeden Fall gesunken und liegt bei unter 5%. Mütterliche Todesfälle traten nur in einer einzigen Studie auf. Ihre Frequenz soll 0,15‰ betragen. Sie ist wahrscheinlich eher niedriger anzusetzen, aber man kann nicht sagen, daß mütterliche Todesfälle im Zusammenhang mit Abruptiones nicht existieren.

Zur Frage der *Spätkomplikation Extrauteringravidität* fehlen eindeutige Ergebnisse, diese Frage ist also noch offen.

Abortbestrebungen treten vermehrt bei Zustand nach Abruptio auf, aber auch nach Abort und besonders in der unmittelbar folgenden Schwangerschaft. Das Risiko einer Zervixinsuffizienz ist nur nach Traumatisierung der Zervix erhöht.

Frühgeburtlichkeit tritt vermehrt nach Verletzung der Zervix auf, allerdings auch nach Abort, wenn anläßlich einer Abortkürettage eine Zervixverletzung erfolgte.

Zwischen *Plazentainsuffizienz* und Zustand nach Abruptio oder Abort besteht kein sicherer Zusammenhang. Wenn überhaupt ein Zusammenhang

Tabelle 4. Mögliche Komplikationen bei Schwangerschaftsabbruch und Abort (Zusammenfassung)

Komplikation	Fazit
Intraoperative Frühkomplikationen (primäre) wie Zervixverletzung, Perforation, Blutverlust > 500 ml	Zahlen äußerst inhomogen zwischen 1 und 33%. In der BRD in den letzten 20 Jahren von 6,5% auf 1,5% gesunken
Laparotomie bzw. HE	Keine konkreten Zahlen verfügbar, aber eher gering, fast immer zu vermeiden
Postoperative Frühkomplikationen (sekundäre) wie Nachblutung > 500 ml, erneute Kürettage, Fieber > 38°C, Endometritis, Adnexitis, Parametritis, Sepsis, Thromboembolie	Zahlen ebenfalls schwankend zwischen 2,5 und 65%, aber rückläufig, wahrscheinlich unter 5%
Mütterliche Todesfälle (Primär oder sekundär)	Nur in einer Studie 0,15‰, eher niedriger, existent
Spätkomplikationen	
1. Extrauteringravidität	Keine eindeutigen Ergebnisse, Fragen noch offen
2. Abortbestrebungen	Erhöhter Trend nach Abruptio, aber auch nach Abort
3. Zervixinsuffizienz	Nur bei Traumatisierung der Zervix erhöht
4. Frühgeburtlichkeit	Erhöht nach Verletzung der Zervix; unbedeutend, ob nach Abruptio oder anläßlich Abort
5. Plazentainsuffizienz	Eher kein Zusammenhang, auch nicht nach Abort
6. Plazentakomplikationen	Erhöhtes Risiko nach jeder wiederholten Kürettage
7. Mißbildungsrate	Keine Erhöhung nach Abruptio, eher nach Abort, nach Geburt wieder normales Risiko
8. Perinatale Mortalität	Nur erhöht nach Verletzung der Zervix durch Frühgeburtlichkeit, eher sozioökonomische Faktoren wichtig
9. Sekundäre Sterilität	Keine sichere signifikante Zunahme, Daten nicht ausreichend

existieren sollte, bezieht er sich nicht nur auf die Abruptio, sondern auch auf den Abort.

Das Risiko verschiedener *Plazentakomplikationen* wie z. B. Placenta praevia, vorzeitige Plazentalösung oder Störungen der Nachgeburtsperiode erhöht sich nach jeder Kürettage, aber auch hier ist es nicht bedeutend, ob die Kürettage anläßlich eines Aborts oder anläßlich einer Abruptio erfolgte.

Nach Abruptio beobachtet man keine Erhöhung der *Mißbildungsrate,* eher nach Abort. Der Grund für diese Steigerung ist unklar. Wurde nach Abort bzw. nach Abruptio bereits ein Kind geboren, normalisiert sich das Mißbildungsrisiko, allerdings nur statistisch gesehen und nicht unbedingt in jedem Einzelfall.

Die *perinatale Mortalität* ist nur erhöht durch Frühgeburtlichkeit als Folge einer Zervixläsion. Sozioökonomische und viele andere Faktoren sind als gewichtiger zu bewerten.

Die *sekundäre Sterilität* zeigt erstaunlicherweise keine sicher signifikante Zunahme nach Abruptio oder Abort. Es fehlen aber noch ausreichende Daten, bisher liegt u. E. keine prospektive Longitudinalstudie vor.

Folgerungen für die Praxis

Aus den bisherigen Ausführungen ergeben sich m. E. sowohl praktisch umsetzbare als auch eher utopische Schlußfolgerungen. Die folgenden, in der Praxis realisierbaren Punkte sollten besonders beachtet werden:

– Kürettage jenseits der 8. SSW möglichst nur nach Priming;
– keine Zervixdilatation über 12 mm;
– sorgfältige Dokumentation der Art der Abruptio, des operativen Vorgehens und aller Komplikationen;
– besondere Dokumentation einer Zervixverletzung;
– nach Zervixverletzung möglichst Cerclage oder engmaschige Kontrollen in der nächsten Schwangerschaft;
– erneut Kürettage nach Abruptio möglichst vermeiden;
– falls erneute Kürettage unumgänglich, hormonelle Endometritisbehandlung;
– keine sichere Korrelation zwischen Latenzzeit und Komplikationen in der nächsten Schwangerschaft, Kinderwunsch muß nach Abort nicht zurückgestellt werden;
– bei Zustand nach Partus keine negativen Folgen einer Abruptio.

Für die Zukunft erscheint es mir wünschenswert, daß der Sexualkundeunterricht im weitesten Sinne stärker gefördert wird. Häufig genug haben junge Mädchen ungeschützten Verkehr, ohne sich über die Folgen im klaren zu sein, sei es aus Unkenntnis oder anderen Gründen. Trotz aller Schwierigkeiten sollten wir diesen Problemen ins Auge sehen und dazu beitragen, daß die altersgerechte kontrazeptive Beratung weiter intensiviert wird.

Darüberhinaus sind prospektive Untersuchungen über die Spätfolgen von Abort und Abruptio dringend zu fördern, auch wenn das kostspielig und vom Management her schwierig ist. Eine weitere Senkung der Komplikationsrate nach Schwangerschaftsabbrüchen sollte auf jeden Fall angestrebt werden. Das Ziel, daß nur noch erwünschte Schwangerschaften zustande kommen und Schwangerschaftsabbrüche ganz vermieden werden können, wird allerdings ein utopischer Wunsch bleiben müssen.

Literatur

1. Arvay A, Raics J (1969) Erfahrungen mit künstlichen Schwangerschaftsunterbrechungen. Zentralbl Gynakol 81:119–123
2. Bräutigam HH, Koller S (1979) Statistische Erhebungen über Komplikationen nach Schwangerschaftsabbruch in der Bundesrepublik Deutschland. Arch Gynakol 228:344–348
3. Bräutigam HH, Warnke W (1981) Zur Häufigkeit von Spätkomplikationen des legalen Schwangerschaftsabbruches in der Bundesrepublik Deutschland. Z Geburtshilfe Perinatol 185:193–199
4. Frank PI, Kay CR, Lewis TLT, Parish S (1985) Outcome of pregnancy following induced abortion-report from the joint study of the royal college of general practioners and the Royal College of General Practioners and the Royal College of Obstetricians and Gynecologists. Br J Obstet Gynaecol 92:308–316
5. Frank PI, Kay CR, Scott LM, Hannaford PC, Haran D (1987) Pregnancy following induced abortion: maternal morbidity, congenital abnormalities and neonatal death. Br J Obstet Gynaecol 94:836–842
6. Glenc F (1974) Early and late complications after therapeutic abortion. Am J Obstet Gynecol 118:34–35
7. Harlap S, Shiono PH, Ramcharan S, Berendes H, Pellegrin F (1979) A prospective study of spontaneous fetal losses after induced abortions. N Engl J Med 301:677–681
8. McKenzie IZ, Hillier K (1977) Prostaglandin-induced abortion and outcome of subsequent pregnancies: a prospective controlled study. Br Med J 2:1114–1117
9. Madore C, Hawes WE, Many F, Hexter AC (1981) A study on the effects of induced abortion on subsequent pregnancy outcome. Am J Obstet Gynecol 139:516–521
10. Miller HC, Jekel JF (1985) Associations between unfavorable outcomes in successive pregnancies. Am J Obstet Gynecol 153:20–24
11. Obel E (1979) Pregnancy complications following legally induced abortion with special reference to abortion technique. Acta Obstet Gynecol Scand 58:147–152
12. Richardson JA, Dixon G (1976) Effects of legal termination on subsequent pregnancy. Br Med J 1:1303–1304
13. Schoenbaum SC, Monson RR, Stubblefield PG, Darney PD, Ryan KJ (1980) Outcome of the delivery following an induced or spontaneous abortion. Am J Obstet Gynecol 136:19–24
14. Stallworthy JA, Moolgaoker AS, Walsh JJ (1971) Legal abortion: a critical assessment of its risks. Lancet december 4:1245–1249

Trophoblasttumoren

G. Trams[1]

Einleitung

Trophoblasttumoren lassen sich zwanglos in die Gruppe gestörter Frühschwangerschaften einreihen, handelt es sich dabei doch letztlich um fehlgesteuerte Wucherungen von Trophoblastgewebe. Möglicherweise ist das uns als „Windei" bekannte Phänomen eine degenerative Vorstufe eines Trophoblasttumors. Es ist bislang noch völlig ungeklärt, welche immunologischen Faktoren verantwortlich sind für die in Einzelfällen auftretende Dysbalance zwischen Trophoblastgewebe und Wirtsorganismus, die dann zum unkontrollierten Tumorwachstum führt. Sowohl aus morphologischer Sicht als auch aufgrund klinischer Daten hat sich die Unterteilung der Trophoblasttumoren in 3 Formen als sinnvoll erwiesen:

- Blasenmole,
- invasive oder destruierende Mole,
- Chorionkarzinom.

Diese typischen gestationsbedingten Trophoblasttumoren entstehen definitionsgemäß im Gefolge eines Schwangerschaftsgeschehens. Als sehr seltenes, zahlenmäßig nicht ins Gewicht fallendes Ereignis kann ein Chorionkarzinom des Ovars auch unabhangig von einer Schwangerschaft entstehen (Vance u. Geisinger 1985).

Bezüglich der Inzidenz von Trophoblasttumoren existieren erhebliche geographische Unterschiede. Während man in Europa und Nordamerika etwa mit dem Auftreten einer Blasenmole auf 2000–3000 Geburten zu rechnen hat, liegt die Rate in Südostasien, Afrika und Süd- und Mittelamerika bei etwa 100–500 (Buckley 1984). Neben diesen geographischen Besonderheiten sind hinsichtlich der Epidemiologie auch Einflüsse der Rasse und des Alters nachgewiesen worden. So erkranken zum Beispiel in Nordamerika Negerinnen doppelt so häufig an einer Blasenmole wie weiße Frauen. In bezug auf die Altersverteilung hat sich eindeutig ein Gipfel bei unter 20- wie auch über 40jährigen Patientinnen herauskristallisiert (Hayashi et al. 1982; Bandy et al. 1984).

---

[1] Frauenklinik II, Zentralkrankenhaus St.-Jürgen-Straße, St.-Jürgen-Straße, D-2800 Bremen 1

Blasenmole

Durch die jetzt übliche routinemäßige Anwendung der Sonographie bei bestehender Schwangerschaft bzw. bei Verdacht auf Gravidität wird heute eine Blasenmole häufig diagnostiziert, bevor Leitsymptome den Verdacht darauf lenken. Als wichtige Hinweiszeichen für eine Blasenmole sind folgende Symptome zu werten:

- Blutungen in der Frühgravidität,
- Diskrepanz zwischen errechneter Schwangerschaftsdauer und zu großem Uterus,
- beidseitige Luteinzysten,
- Gestosesymptomatik in der Frühgravidität,
- erhöhter β-HCG-Wert im Serum (ggf. Ausbleiben des physiologischen Abfalls nach der 12. Schwangerschaftswoche),
- fehlende Herzaktionen (Ebeling u. Sarembe 1988; Holzmann 1989).

Sonographisch findet man im Falle einer Blasenmole eine diffuse kleinblasige Durchsetzung der Plazenta („Schneegestöber"; s. Abb. 36 u. 37 im Beitrag Holzgreve und Gerlach). In der Regel gelingt heutzutage der sonographische Nachweis dieser Veränderungen etwa ab der 10. Schwangerschaftswoche. Da gerade bei Frühschwangerschaften auch die Gefahr einer falsch-positiven Befunderhebung im Hinblick auf die Blasenmole besteht, sind im Zweifelsfall kurzfristige Verlaufskontrollen notwendig, ehe therapeutische Maßnahmen eingeleitet werden. Grundsätzlich muß zur Erhöhung der Treffsicherheit parallel der HCG-Titer kontrolliert werden. Er hat sich bei der Diagnostik und insbesondere bei der Verlaufskontrolle nach Therapie als Laborparameter der ersten Wahl bewährt. Die Bestimmung zusätzlicher Schwangerschaftsproteine ist für die Routinediagnostik entbehrlich (Übersicht s. Beitrag Krohn). Wie für Einzelfälle allerdings beschrieben, kann der Nachweis des Schwangerschaftsproteins SP 1 im Rahmen der Therapiekontrolle bei negativem β-HCG auf minimale Reste von verbliebenem Trophoblastgewebe hindeuten (Searle et al. 1978; Göldel et al. 1988).

Als Sonderform ist an dieser Stelle auch das Auftreten einer Blasenmole bei gleichzeitig entwickeltem Fetus zu erwähnen. Dieses seltene Ereignis wird in der Literatur mit 1:10000 bis 1:100000 Schwangerschaften angegeben. Es lassen sich dabei zwei Typen unterscheiden, die aufgrund der Morphologie auch sonographisch voneinander abgrenzbar sind. Beim Typ 1 findet man neben normal entwickelter Plazenta blasige Molenanteile, während beim Typ 2 die gesamte Plazenta diffus kleinblasig durchsetzt ist. Die Diagnose wird im Gegensatz zu den reinen Blasenmolen etwa zwischen der 21. und 26. Schwangerschaftswoche, also zu einem späteren Zeitpunkt, gestellt. Partielle Blasenmolen scheinen dabei eher zu maligner Entartung zu neigen und damit prognostisch ungünstiger zu sein. Setzen nicht in einer frühen Phase Abortvorgänge ein, kann es durchaus zu einem Fortbestand der Schwangerschaft mit sogar überlebensfähigem Kind kommen. Bei Abwägen der Risiken wird man aber Patientinnen mit partiellen Blasenmolen vom Typ 1 wegen des höheren Entartungsrisikos zu einem Schwangerschaftsabbruch raten. Bei Blasenmolen vom Typ 2 kann unter besonderen Gegebenheiten die Schwangerschaft ausgetragen werden, in diesem Falle ist dann aber eine entsprechende Mißbildungsdiagnostik und Chromosomenanalyse notwendig, da vermehrt Mißbildungen und Triploidien beschrieben wurden (Jones u. Lauersen 1975; Vassilakos et al. 1977; Black u. Merrill 1982; Wagner u. Holzgreve 1984).

Therapie

Die Standardtherapie besteht in der möglichst schonenden Entleerung des Uterus, entweder durch Vakuumaspiration oder mit stumpfer Kürette. Zur präoperativen Zervixdilatation ist ein »Priming« mit entsprechenden Prostaglandinpräparaten empfehlenswert. Eine ausreichende Dilatation des Zervikalkanals ist deshalb unbedingt notwendig, da es intraoperativ zu starken, manchmal sogar zu lebensbedrohlichen Blutungen kommen kann, die eine rasche und komplette Ausräumung des Molengewebes erfordern. Zur Tonisierung des Uterus sind Oxytocin- oder Prostaglandininfusionen unumgänglich. Nicht eindeutig beantwortbar ist gegenwärtig die Frage einer peri- oder postoperativen prophylaktischen Chemotherapie mit den dafür in Frage kommenden Substanzen Methotrexat oder Actinomycin D. Auch wenn sich an größeren Fallzahlen nachweisen ließ, daß eine prophylaktische Chemotherapie die Rate invasiver Molenrezidive zu senken vermag, so wurde doch die Mehrzahl der Patientinnen unnötig mit dieser Therapieform belastet. Da uns zudem im β-HCG ein sehr sensibler Tumormarker zur Verfügung steht, wird zum gegenwärtigen Zeitpunkt tendenziell auf eine generelle Anwendung einer Chemotherapie verzichtet (Holzmann et al. 1973; Jones 1984).

Voraussetzung für dieses Vorgehen sind allerdings regelmäßige kurzfristige β-HCG-Bestimmungen im Urin bzw. im Serum in mehrtägigen, mindestens aber in einwöchigen Abständen. In etwa 80% aller Fälle sinkt die HCG-Ausscheidung im Urin innerhalb von etwa 40 Tagen auf Werte unter 1000 IE/l ab (Lurain et al. 1983). Beim radioimmunologischen Nachweis im Serum mit einer Nachweisgrenze von 5 IE/l ist mit einer Normalisierung innerhalb der ersten 12 Wochen zu rechnen. Bei Persistieren des β-HCG-Spiegels oder bei einem Wiederanstieg ist eine chemotherapeutische Behandlung notwendig.

Fällt das β-HCG unter die Nachweisgrenze ab und sind 3 weitere Kontrollen in einwöchigem Abstand negativ, so kann auf die weiter oben aufgezeigten Kontrollintervalle übergegangen werden.

Destruierende Mole und Chorionkarzinom

Persistenz bzw. Anstieg des β-HCG-Titers müssen – sofern nicht eine persistierende Mole vorhanden ist – auch an eine destruierende Blasenmole oder an ein Chorionkarzinom denken lassen. Dies insbesondere dann, wenn noch folgende Symptome hinzukommen:

– kontinuierliche oder rezidivierende uterine Blutungen,
– verzögerte Rückbildung des Uterus,
– sonographisch intrauterine Echos,
– Scheidenmetastasen und/oder Zeichen einer Fernmetastasierung (Ebeling u. Saremba 1988; Holzmann 1989).

In vielen Fällen läßt sich bei einer Abrasio repräsentatives Gewebe gewinnen, so daß sich die Verdachtsdiagnose auch morphologisch bestätigen läßt. Gegebenenfalls muß aber zum Nachweis von disseminiertem Trophoblastgewebe auch eine erweiterte Diagnostik erfolgen (Sonographie und Computertomographie des Abdomens, Röntgenthorax, Beckenarteriographie; evtl. kann auch eine Laparoskopie erforderlich sein, um kleinere intraperitoneale Trophoblastherde nachzuweisen). Generell läßt sich also sagen, daß die Diagnostik nach dem bevorzugten Organbefall ausgerichtet wird, wenn der Verdacht auf ein metastasierendes Chorionkarzinom besteht. Neben dem Uterus sind dies die Lunge, die Leber, das Gehirn und die Vagina. Die grundsätzlich hämatogen ablaufende Metastasierung kann aber prinzipiell alle Organsysteme befallen.

Therapie

Während von der Mehrzal der Autoren für die hydatiforme Mole lediglich unter den oben erwähnten Bedingungen eine Chemotherapie als indiziert angesehen wird, ist diese für die destruierende Mole und für das Chorionkarzinom obligat (Jones 1984; Holzmann 1989). Da die ausschließlich morphologische Beurteilung von Trophoblasttumoren bezüglich der Prognose wenig verläßlich ist, hat man nach zusatzlichen Parametern gesucht. Diese sind dann in mehrfachen Modifikationen in Form von Bewertungstabellen zur Erstellung eines Risikoscores zusammengestellt worden. Verbreitet ist die von Bagshawe (1976) erstellte Auflistung (Tabelle 1). Danach lassen sich je nach Punktezahl Subgruppen mit niedrigem, mittlerem und hohem Risiko differenzieren. Da im Einzelfall ggf. nicht immer alle Parameter vorliegen, hat sich zur prätherapeutischen Risikoabschätzung aber ein einfacheres Schema durchgesetzt, das 1973 bereits von Hammond et al. angegeben wurde und in dem lediglich nach niedrigem und hohem Risiko unterschieden wird (Tabelle 2).

    Zur chemotherapeutischen Behandlung stehen uns eine Reihe von zytostatisch wirksamen Substanzen zur Verfügung, wobei Methotrexat und Actinomy-

Tabelle 1. Risikoscore für Trophoblasttumoren (Nach Bagshawe 1977)

Risikofaktor	Score			
	0	10	20	40
Alter	< 39	> 39		
Parität	1,2	3 oder 4		
Vorausgegangene Schwangerschaft	Blasenmole	Abort	Schwangerschaft am Termin	
Dauer der Erkrankung bis Behandlungsbeginn (Monate)	4	4–7	7–12	12
HCG (Plasma mIU/ml oder Harn/IU/l)	$< 10^3$	10^3–10^4	10^4–10^5	$> 10^5$
ABO ♀ × ♂	A × A × B × AB	O × O A × O	B × AB ×	
Anzahl der Metastasen	Keine	1–4	4–8	> 8
Lokalisation der Metastasen	Keine entdeckt Lunge Vagina	Milz Niere	Magen-Darm-Trakt, Leber	Gehirn
Größter Tumordurchmesser	< 3 cm	3–5 cm	> 5 cm	
Lymphozyteninfiltration	Ausgeprägt	Mäßig	Schwach	
Immunstatus	Reaktiv		Nicht Reaktiv	
Vorausgegangene Chemotherapie	Keine		Ja	

Niedriges Risiko ≤ 50 Pkte., mittleres Risiko 55–95 Pkte., hohes Risiko > 100 Pkte.

Tabelle 2. Bewertungskriterien für Trophoblasttumoren zur Unterteilung nach niedrigem und hohem Risiko (Modifiziert nach Hammond et al. 1973)

Niedriges Risiko	Hohes Risiko
Keine Metastasierung oder lediglich in Becken und/oder Lunge	Metastasierung in Leber und/oder Gehirn
β-HCG < 100000 IE/24 h	β-HCG > 100000 IE/24 h
Dauer der Erkrankung bis Therapiebeginn < 4 Mon.	Dauer der Erkrankung bis Therapiebeginn > 4 Mon. Keine adäquate Therapie oder Resistenz gegen initiale Therapie

Tabelle 3. Monotherapie von Trophoblasttumoren (Low risk) mit Actinomycin D oder Methotrexat (mit/ohne Leucovorinrescue)

Methotrexat	0,3–0,4 mg/kg	i.m. oder i.v.	Tag 1–5
Methotrexat	1 mg/kg	i.m. oder i.v.	Tag 1–3–5–7
Leucovorin	0,1mg/kg	i.m. oder oral	Tag 2–4–6–8
Actinomycin D	10–12 μg/kg	i.v.	Tag 1–5

Tabelle 4. Polychemotherapie nach MAC-Schema

Actinomycin D	0,35 mg/m^2	i.v.	Tägl. für 5 Tage
Chlorambucil	5 mg/m^2	oral	Tägl. für 5 Tage
Methotrexat	7 mg/m^2	i.v. oder i.m.	Tägl. für 5 Tage

Wiederholung alle 21 Tage.

cin D nach wie vor Medikamente der ersten Wahl darstellen. Bei noch nicht metastasierten Low-risk-Fällen ist eine Monotherapie mit diesen Substanzen möglich. Die Dosierungen sind in Tabelle 3 angegeben. Beide Substanzen sind in etwa gleich wirksam und scheinen über keine signifikante Kreuzresistenz zu verfügen (Jones 1984; Lurain 1984). 1976 wurde dann von Goldstein et al. auch für die primäre Therapie dieser Fälle eine höherdosierte Methotrexatbehandlung mit Citrovorumfaktorrescue empfohlen. Bei Nichtansprechen kann die Methotrexatdosis um 0,5 mg/kg und die Citrovorumfaktordosis um 0,05 mg/kg erhöht werden. Wenn nach 2 aufeinanderfolgenden Therapiezyklen kein Ansprechen zu verzeichnen ist, muß das Schema geändert werden. Die Therapiepausen zwischen den Behandlungszyklen sollten zwischen 6 bis höchstens 14 Tagen betragen, sofern es von seiten der Leukozyten- und Thrombozytenwerte vertretbar ist. Desgleichen müssen unter der Therapie Leber- und Nierenfunktion überwacht werden. Bei präexistenter Leberfunktionsstörung sollte primär Actinomycin D eingesetzt werden.

Bei Therapieresistenz oder bei High-risk-Fällen muß sofort mit einer Kombination von Methotrexat, Actinomycin D und Chlorambucil (MAC-Schema) begonnen werden. Letzteres kann auch durch Cyclophosphamid ersetzt werden. Dosierung und zeitliche Abfolge der Applikation sind in Tabelle 4 angegeben (Hammond et al. 1973). Bei Therapieresistenz oder bei extrem ungünstigen Fällen (Hirn- und Lebermetastasen) hat Bagshawe 1977 eine Kombination von 6 zytostatischen Substanzen mit Citrovorumfaktor angegeben, das sogenannte CHAMOCA-Schema (**C**yclophosphamid, **H**ydroxyharnstoff, **A**driamycin, **Me**thotrexat, **O**ncovin, **C**itrovorumfaktor, **A**ctinomycin D). Da dieses aggressive Schema prognostisch besonders ungünstigen Fällen vorbehalten ist und seine Anwendung mehr denn je spezialisierten Zentren vorbehalten bleiben sollte, wird an dieser Stelle auf die Einzelheiten der Applikation verzichtet und auf die entsprechende Literatur verwiesen. Ein weiterer Grund für die zurückhaltende Anwendung des CHAMOCA-Schemas ist eine prospektive Studie der Gynecologic Oncology Group, die von 1981 bis 1986 an 42 Patientinnen mit ungünstiger Prognose durchgeführt wurde. Es galt dabei die Hypothese zu überprüfen, daß das CHAMOCA-Schema im Vergleich zum MAC-Schema eine 20% geringere Toxizität habe bei gleicher Wirksamkeit. In dieser Untersuchung zeigten nämlich 44% der Patientinnen eine erhebliche hämatologische Toxizität (Grad 4) verglichen mit nur 9% bei Anwendung des MAC-Schemas. Mit dem MAC-

Schema ließ sich eine Gesamtremissionsrate von 96% erreichen, mit dem modifizierten CHAMOCA-Schema lediglich eine von 70% (Curry et al. 1989).

Gute Wirksamkeit hat auch das halbsynthetische Podophyllinderivat Etoposit (VP 16) gezeigt. 37 Patientinnen der Low-risk-Gruppe mit persistierenden HCG-Titern oder Metastasen zeigten nach oraler Etoposit-Monotherapie eine komplette Remission (Wong et al. 1984). Bei bereits vorbehandelten resistenten Chorionkarzinomen war die Ansprechrate deutlich geringer (Newlands u. Bagshawe 1982).

Hirn- und Lebermetastasen können in Einzelfällen zusätzlich adjuvante Therapiemaßnahmen erfordern. Da zerebrale Metastasen sehr häufig mit einem Begleitödem vergesellschaftet sind, ist eine Therapie mit Dexamethason und hyperosmolaren Infusionen sinnvoll. Bei ausgeprägten Hirndruckerscheinungen sind neben der Systemtherapie auch eine Bestrahlung des gesamten Gehirns bzw. intrathekale Gaben von Methotrexat zu diskutieren.

Nachsorge

Trophoblasttumoren gehören gegenwärtig zu den einzigen soliden Geschwülsten, die durch eine alleinige Chemotherapie definitiv geheilt werden können. Während die Heilungsraten für die Blasenmole und für die Low-risk-Fälle des Chorionkarzinoms bei 100% liegen, sind bei den High-risk-Fällen Heilungsraten zwischen 70 und 80% erreichbar. Trotz dieser guten Resultate ist auch bei Patientinnen mit Trophoblasttumoren eine regelmäßige Nachsorge notwendig, bei der insbesondere die Kontrolle des β-HCG eine zentrale Stellung einnimmt. Die Verlaufskontrollen des β-HCG sollten zunächst wöchentlich, später in 14tägigen Abständen erfolgen, zumindest für die ersten 3 Monate. Danach sind monatliche Kontrollen ausreichend. Nach Ablauf von 1–2 Jahren können diese Intervalle auf 2–3 Monate erweitert werden (Ebeling u. Sarembe 1988).

Im Zusammenhang mit der Nachbetreuung dieser Patientinnen stellt sich auch immer wieder die Frage nach einer wirksamen Antikonzeption und nach den Risiken weiterer Schwangerschaften. Die Empfehlungen, wann nach durchgemachter Trophoblasterkrankung eine erneute Schwangerschaft vertretbar ist, bewegen sich zwischen 6 Monaten und 2 Jahren. Die Entscheidung muß im Einzelfall auch unter Berücksichtigung des vorhandenen Risikofaktors getroffen werden. An dieser 1973 von 7 Experten in Form eines schriftlichen Symposiums abgegebenen Empfehlung hat sich bis zum heutigen Tage nichts geändert (Holzmann et al. 1973).

Übereinstimmung herrscht bezüglich der anzuwendenden Antikonzeption. Die ursprünglichen Bedenken gegen die Einnahme oraler Ovulationshemmer wegen erhöhter Rezidivgefahr bzw. wegen verzögerter Normalisierung der β-

HCG-Titer haben sich nicht bestätigt. In einer kürzlich publizierten prospektiv randomisierten Studie an 266 Patientinnen wurden nach Evakuierung der Mole entweder eine orale Kontrazeption oder unterschiedliche Barrieremethoden angewandt. Als Bewertungskritierien dienten die Normalisierung des β-HCG-Titers und die Kriterien, die für die Existenz einer postmolaren Trophoblasterkrankung symptomatisch sind. Zeichen einer postmolaren Trophoblasterkrankung fanden sich bei 23% der Patientinnen mit oraler Kontrazeption gegenüber 33% mit Barrieremethoden. Bei den Patientinnen ohne Persistenz einer Trophoblasterkrankung betrug die mediane Zeit bis zur Normalisierung des β-HCG-Titers in der Gruppe mit oraler Kontrazeption 9 Wochen, in der anderen Gruppe 10 Wochen (Curry et al. 1989).

Daneben stellt sich bei Patientinnen mit Trophoblasttumoren, bei denen eine chemotherapeutische Behandlung notwendig war, immer die Frage nach den möglichen Risiken bei einer späteren Schwangerschaft und nach dem Mißbildungsrisiko bei den Kindern. Wie die neuesten Zusammenstellungen retrospektiver Analysen an 265 bzw. 445 Patientinnen zeigen, sind die in diesem Zusammenhang geäußerten Bedenken nicht gerechtfertigt (Rustin et al. 1984; Song et al. 1988). Alle Patientinnen waren mit einer oder mehreren zytotoxischen Substanzen behandelt worden. In beiden Studien konnte nachgewiesen werden, daß die Fertilität, die Abortrate, die perinatale Mortalität und auch die Mißbildungsrate beim Kind keine signifikante Abweichung von der Norm aufwiesen. In der Untersuchung von Song konnte bei 94 Kindern zusätzlich in den peripheren Lymphozyten eine zytogenetische Untersuchung durchgeführt werden. Es zeigte sich keine erhöhte Rate von chromosomalen Aberrationen. Lediglich in der einen Untersuchung (Rustin et al. 1984) ist die Rate ausgetragener Schwangerschaften in den Fällen etwas erniedrigt (86% vs. 79%), in denen die Patientin 3 oder mehr Substanzen erhielt oder aber Actinomycin oder/und Vincristin. Dies konnte allerdings in dem analysierten Patientenkollektiv von Song et al. nicht bestätigt werden.

Literatur

Bagshawe KD (1976) Risk and prognostic factors in trophoblastic neoplasia. Cancer 38:1373–85
Bagshawe KD (1977) Treatment of trophoblastic tumours. Recent Results Cancer Res 62: 192–199
Bandy LC, Clarke-Pearson DL, Hammond CB (1984) Malignant potential of gestational trophoblastic disease at the extreme ages of reproductive life. Obstet Gynecol 64/3:395–399
Black MF, Merrill JA (1982) Hydatiform mole with coexistent fetus. Obstet Gynecol 60:1–129
Buckley JD (1984) The epidemiology of molar pregnancy and choriocarcinoma. Clin Obstet Gynecol 27:153
Curry SL, Blessing JA, DiSaia PJ, Soper JT, Twiggs LB (1989) A prospective randomized comparison of methotrexate, dactinomycin and chlorambucil versus methotrexate, dactinomycin, cyclophosphamide, doxorubicin, melphalan, hydroxyurea, and vincristine in „poor progno-

sis" metastatic gestational trophoblastic disease: A Gynecologic Oncology Group study. Obstet Gynecol 73/3:357–362

Curry SL, Schlaerth JB, Kohorn EI, Boyce JB, Gore H, Twiggs LB, Blessing JA (1989) Hormonal contraception and trophoblastic sequelae after hydatiform mole (A Gynecologic Oncology Group study). Am J Obstet Gynecol 160:805–811

Ebeling K, Sarembe B (1988) Grundsätze zur Prophylaxe, Früherfassung, Behandlung und Nachsorge von gestationsbedingten Trophoblasttumoren. Zbl Gynäkol 110:1401–1406

Göldel N, Eiermann W, Jehn U (1988) Nachweis von Schwangerschaftsprotein-1 (SP-1) im Serum einer Patientin mit β-HCG-negativem Chorionkarzinom. Med Klin 83:490–491

Goldstein DP, Goldstein PR, Bottomley P et al. (1976) Methotrexate with citrovorum factor rescue for nonmetastatic gestational trophoblastic neoplasms. Obstet Gynecol 48:321

Hammond CB, Borchert LG, Tyrey L, Creasman WT, Parker RT (1973) Treatment of metastatic trophoblastic disease: Good and poor prognosis. Am J Obstet Gynecol 115:451

Hayashi K, Bracken MB, Freemann DH, Hellenbrand K (1982) Hydatiform mole in the United States (1970–1977): A statistical and theoretical analysis. Amer J Epidemiol 89:258

Holzmann K (1989) Trophoblasttumoren. In: Schmidt-Matthiesen H (Hrsg) Spezielle gynäkologische Onkologie II. Urban & Schwarzenberg, München Wien Baltimore, S 3–35

Holzmann K, Bagshawe KD, Hörmann G, Ishizuka N, Käser O, Scott JS, Tojo S, Vetter L (1973) Die Blasenmole: Ein schriftliches Symposion. Geburtshilfe Frauenheilkd 33:338

Jones WB (1984) Gestational trophoblastic disease: Prognostic factors and management. In: Forastiere AA (ed) Gynecologic cancer. Churchill Livingstone, New York Edinburgh London and Melbourne, pp 249–273

Jones WB, Lauersen NM (1975) Hydatiform mole with coexistent fetus. Am J Obstet Gynecol 122:267

Lurain JR (1984) Chemotherapy of gestational trophoblastic disease. In: Deppe G (ed) Chemotherapy of gynecologic cancer. Liss, New York, pp 231–255

Lurain JR, Brewer JI, Torol EE, Halpern B (1983) Natural history of hydatiform mole after primary evacuation. Am J Obstet Gynecol 1:591–595

Newlands ES, Bagshawe KD (1982) The role of VP16–213 (Etoposide: NSC-141540) in gestational choriocarcinoma. Cancer Chemother Pharmacol 7:211

Rustin GJS, Booth M, Dent J, Salt S, Rustin F, Bagshawe KD (1984) Pregnancy after cytotoxic chemotherapy for gestational trophoblastic tumours. Brit Med J 288:103–106

Searle F, Bagshawe KD, Leake BA, Dent J (1978) Serum-SP$_1$-pregnancy-specific-β-glycoprotein in choriocarcinoma and other neoplastic disease. Lancet I: 579–580

Song H, Wu P, Wang Y, Yang X, Dong S (1988) Pregnancy outcomes after successful chemotherapy for choriocarcinoma and invasive mole: Long-term follow-up. Am J Obstet Gynecol 158:538–545

Vance RP, Geisinger KR (1985) Pure non-gestational choriocarcinoma of the ovary. Cancer 56:2321

Vassilakos P, Riotton G, Kajii T (1977) Hydatiform mole; two entities. A morphologic and cytogenetic study with some clinical considerations. Am J Obstet Gynecol 127/2:169

Wagner R, Holzgreve W (1984) Früher sonographischer Nachweis von Blasenmolen bei gleichzeitig entwickeltem Fetus. Geburtshilfe Frauenheilkd 44:325–327

Wong LC, Choo YC, Ma HK (1984) Use of oral VP16–213 as primary chemotherapeutic agent in treatment of gestational trophoblastic disease. Am J Obstet Gynecol 15:924–927

Die operative Therapie der Tubargravidität

D. Wallwiener, W. Stolz, D. Pollmann, J. Gauwerky und G. Bastert[1]

Der Wandel im Erscheinungsbild der Tubargravidität

Auch heute stellt die Tubargravidität noch eine Herausforderung für den Operateur dar. Dabei ist die Problematik jedoch im Vergleich zu früheren Jahrzehnten oder gar dem ausklingenden vorigen Jahrhundert anders gelagert. Dies liegt zum einen im Wandel des Erscheinungsbildes der Tubargravidität begründet. Zum anderen tritt die mit der Tubargravidität assoziierte Sterilitätsproblematik mehr und mehr in den Vordergrund.

Weit bis in die erste Hälfte dieses Jahrhunderts stand die akute vitale Bedrohung der Patienten durch die Tubargravidität und damit die ablative Operation als vitale Maßnahme im Vordergrund. Erst um die Jahrhundertwende konnte die Mortalitätsrate, die noch weit über zwei Drittel der betroffenen Frauen betrug, schrittweise durch die Einführung ablativer Operationstechniken gesenkt werden [45, 66].

Aufgrund moderner diagnostischer Verfahren, wie der β-HCG-Verlaufskontrolle und der transvaginalen sonographischen Untersuchung, ist heute ein völliger Wandel im Erscheinungsbild der Tubargravidität eingetreten [32, 39]. Der überwiegende Teil der Patientinnen kann aufgrund frühester Diagnostik der Extrauteringravidität einer geplanten und somit nicht notfallmäßigen Operation zugeführt werden. In etwa einem Drittel aller Fälle handelt es sich sogar um eine stehende Tubargravidität, bei der es nicht zur Tubenwandruptur oder zum Austritt von Blut in die freie Bauchhöhle gekommen ist [42].

Ein weiterer wichtiger Aspekt der Extrauteringravidität ist deren sozioökonomische Bedeutung, die mehr und mehr in den Mittelpunkt des Interesses tritt.

So hat sich die Inzidenz der Extrauteringravidität im letzten Jahrzehnt verdreifacht [30], ohne daß eine Klärung der Ätiopathogenese definitiv erreicht werden konnte.

Vor diesem Hintergrund wird die Bedeutung der mit der Tubargravidität assoziierten Sterilitätsprobleme erst in ihrer ganzen Tragweite deutlich.

So muß nach radikaler operativer Therapie der Tubargravidität in bis zu 70% der Fälle, beim Auftreten der Tubargravidität in der ersten Schwanger-

---

[1] Frauenklinik der Universität Heidelberg, Voßstraße 9, D-6900 Heidelberg

schaft sogar in bis zu 90% der Fälle, mit einer sekundären tubaren Sterilität auch bei kontralateral vorhandener Tube gerechnet werden.

Damit stellt die frühestmögliche Diagnose und darüber hinaus die Wahl des individuell-spezifischen Operationsverfahrens eine klinisch-wissenschaftliche Herausforderung dar [73].

Die Operationstechniken

Übersicht

Abbildung 1 gibt eine Übersicht über die Operationsverfahren bei Tubargravidität.

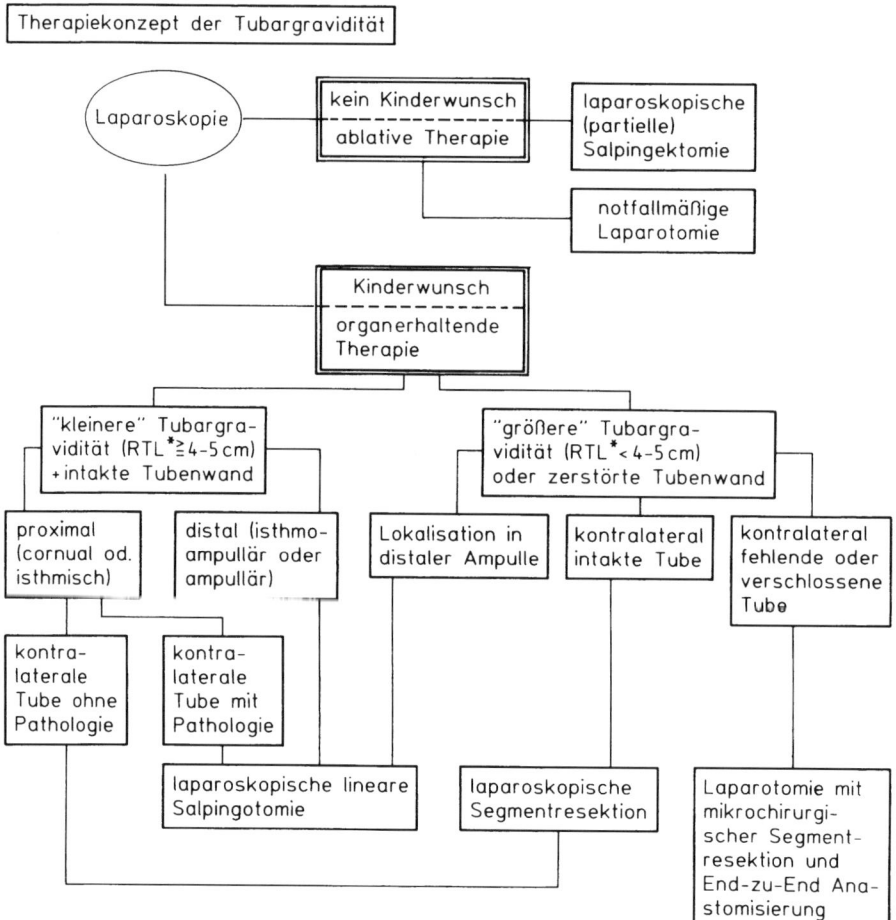

Abb. 1. Übersicht über die Operationsverfahren bei Tubargravidität

Ablative Verfahren

Radikale Operationsverfahren, wie die totale oder partielle Salpingektomie oder die Adnexektomie, wurden schon vor über 100 Jahren beschrieben [66].

Organerhaltende mikrochirurgische Verfahren

Für die organerhaltende, konservative oder besser konservierende Behandlung der Tubargravidität stehen verschiedene mikrochirurgische und/oder laparoskopische Operationsverfahren zur Verfügung.

Prinzipiell muß dabei zwischen kontinuitätserhaltenden und kontinuitätsunterbrechenden Techniken unterschieden werden.

Indirekt organerhaltende (kontinuitätsunterbrechende) Techniken

Einfache Segmentresektion
Bei der einfachen Segmentresektion handelt es sich um die Resektion des Tubensegmentes, das das Schwangerschaftsprodukt trägt, ohne daß eine primäre End-zu-End-Anastomosierung der Tubenstümpfe erfolgt (Abb. 2). Die Resektion erfolgt unter Erhalt der Mesosalpinx (Abb. 3). Die Tubenstümpfe werden durch Peritonealisierung versenkt, um über die Möglichkeit der zweizeitigen tubotubaren End-zu-End-Anastomosierung zu verfügen [10, 11, 29, 31, 37, 44, 46, 49, 69].

Zur Segmentresektion wird zunächst die Tube proximal und peripher der Tubargravidität ligiert (Vicryl 4–0 bis 6–0).

Aufgrund der Tatsache, daß die Tubenstümpfe unter Umständen später einer Anastomosierung zugeführt werden müssen, steht das atraumatische Handling der Tube, möglichst mit mikrochirurgischem Instrumentarium, außer Frage. Direkte mikrochirurgische Kautelen, wie die Verwendung eines Operationsmikroskopes, erübrigen sich jedoch. Nun erfolgt die Resektion scharf oder mit der Mikroelektrode. Die Tubenstümpfe werden anschließend durch Peritonealisierung mit resorbierbaren Fäden (Vicryl 6–0) versenkt (Abb. 4).

Die Vorteile der Segmentresektion bestehen einerseits darin, daß das – zumindest hypotnetisch – geschädigte Tubensegment entfernt ist und damit ein Rezidiv nicht mehr in Frage kommt. Darüber hinaus ist das Risiko, Trophoblastreste zurückzulassen, ausgeschlossen, da eine Trophoblastinfiltration bis in die Muscularis bzw. bis in die Mesosalpinx hinein nie ausgeschlossen werden kann [2, 9, 15, 34].

Aufgrund dieser Vorteile empfiehlt sich die Segmentresektion bei Patientinnen, bei denen eine Tubenkontinuität nicht oder nicht in jedem Falle wiederhergestellt werden muß. Die Möglichkeit einer zweizeitigen Rekonstruktion ist

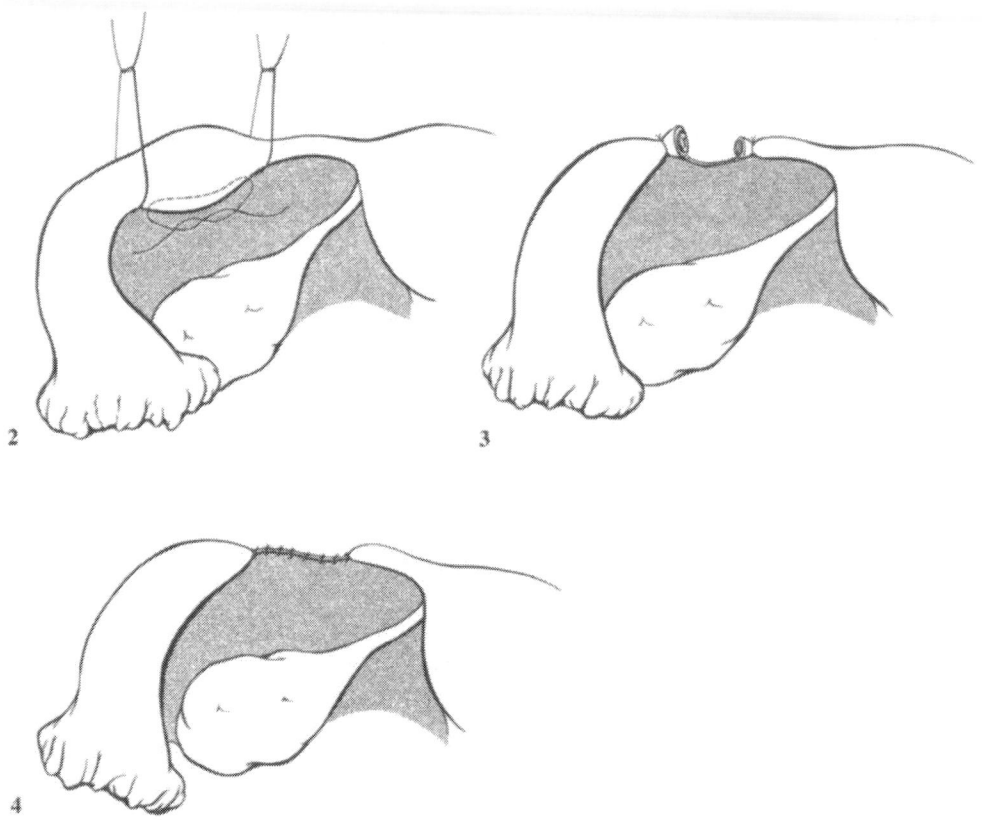

Abb. 2. Isthmische Tubargravidität: mikrochirurgische Segmentresektion

Abb. 3. Isthmische Tubargravidität: Zustand nach mikrochirurgischer Segmentresektion

Abb. 4. Isthmische Tubargravidität: Zustand nach Peritonealisierung und Versenkung der Tubenstümpfe nach mikrochirurgischer Segmentresektion

bei einer verbleibenden Tubenrestlänge von mindestens 4 cm in jedem Fall möglich.

Die Gewebeverhältnisse für eine primäre Anastomosierung sind in den meisten Fällen durch ödematöse Gewebsveränderungen oder intramurale Hämatombildungen ungünstig.

Segmentkoagulation

Der Vollständigkeit halber soll die technisch sehr einfache Zerstörung der Tubargravidität durch eine Elektrokoagulation erwähnt werden [28, 41, 42, 43, 54]. Die Segmentkoagulation ist nur bei extrem kleinen Tubargraviditäten möglich. Darüber hinaus ist hier in keiner Weise eine histologische Sicherung gegeben. Um in diesen Fällen eine größtmögliche Sicherheit, was die Zerstörung der gesamten Trophoblastzellen angeht, zu erzielen, ist eine ausgedehnte Elektrokoagulation notwendig. Eine Schädigung bis weit in die Mesosalpinx ist in keinem Falle auszuschließen.

Direkt organerhaltende (kontinuitätserhaltende) Techniken

Segmentresektion mit einzeitiger End-zu-End-Anastomosierung

Das einzeitige Vorgehen zur primären End-zu-End-Anastomosierung nach Segmentresektion ist den Fällen vorbehalten, bei denen die kontralaterale Tube fehlt oder einen schweren Tubenschaden aufweist [60, 61]. Die prinzipielle Voraussetzung ist dabei jedoch, daß für eine primäre mikrochirurgische Intervention günstige Voraussetzungen vorhanden sind. Zum einen sollen die anatomischen Gegebenheiten entsprechend sein und die Tubargravidität nicht zu ausgeprägten Tubenschäden wie einer Wandinfarzierung oder einem intramuralen oder in die Mesosalpinx entwickelten Hämatom geführt haben. Nicht zu vernachlässigen ist zum anderen auch die Tatsache, daß zu dieser aufwendigen Operation ein mikrochirurgisches Team einsetzbar sein muß. Die Technik der End-zu-End-Anastomosierung entspricht der bekannten mikrochirurgischen Anastomosetechnik [18, 19, 20, 21, 22, 25, 26, 27, 31, 51, 52, 70] (Abb. 5).

Ein weiteres ungeklärtes Problem ist – und diese Frage bezieht sich vor allem auf die Segmentresektion – ob das zweizeitige dem einzeitigen Vorgehen vorzuziehen ist.

Eine primäre Rekonstruktion ist nur in jenen sehr seltenen Fällen zu befürworten, bei denen die Tubargravidität sehr früh diagnostiziert wurde, sich im Isthmus tubae oder im isthmoampullären Teil befindet und nach Resektion des graviden Tubenteils keine zu große Lumendifferenz besteht. Vor allem aber sollte das Gewebe nicht zu ödematös und in den Gewebsschichten kein Häma-

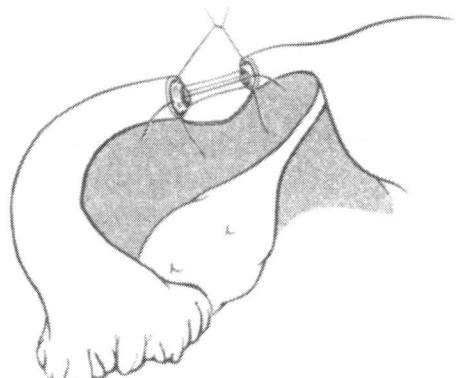

Abb. 5. Isthmische Tubargravidität: Zustand nach mikrochirurgischer Segmentresektion mit einzeitiger End-zu-End-Anastomosierung

tom vorhanden sein, ebenso keine entzündliche Reaktion. Die verbleibende
Tubenlänge sollte mindestens 4–5 cm betragen.

Da jedoch die Gewebsverhältnisse in den meisten Fällen für eine Anastomose sehr ungünstig sind, wird heute allgemein das zweizeitige Vorgehen befür-
wortet. Hierbei beschränkt man sich zunächst auf die Segmentresektion um erst
später, falls über die kontralaterale Seite keine intrauterine Gravidität oder ein
EU-Rezidiv eintritt, die Anastomose im reizlosen Gewebe durchführen zu
können. Aufgrund der kleinen Fallzahlen liegen über diese wichtige Frage
bisher keine wegweisenden Ergebnisse vor. Dies gilt auch für die Frage, ob ein
pathologischer Tubenbefund der kontralateralen Seite in gleicher Sitzung durch
eine rekonstruktive makro- bzw. mikrochirurgische Technik angegangen werden soll. Unseres Erachtens haben hier die gleichen Argumente wie bei der
Frage der einzeitigen oder zweizeitigen Anastomose Gültigkeit.

Die lineare Salpingotomie

In gleichem Maße, wie die Anzahl der in sehr frühem Stadium diagnostizierten
Tubargraviditäten steigt, gewinnt die kontinuitätserhaltende Therapie der Tubargravidität durch eine lineare Salpingotomie an Bedeutung. Die Tubenwand
wird dabei über dem Gestationsprodukt linear inzidiert und die Tubargravidität
vorsichtig herausgelöst. Die Salpingotomie bietet sich an bei Frühfällen, d. h.
bei nicht rupturierter Tubenwand und noch fehlender Hämatombildung, besonders bei isthmo-ampullärem oder ampullärem Sitz.

Dazu wird nach atraumatischer Fixierung der Tube die lineare Salpingotomie antimesenterial oder, in Abhängigkeit von der anatomischen Situation,
mesenterial durchgeführt [3, 4].

Bei Beachtung der einzuhaltenden möglichst atraumatischen Kautelen und
der möglichst sorgfältigen Trophoblastausräumung ist die lineare Salpingotomie, bis auf wenige Fälle, bei denen es zu stärkeren Blutungen aus dem Bett der
Tubargravidität kommen kann, eine sehr einfache Operationstechnik, die ohne
mikrochirurgische Instrumente, insbesondere ohne Sicht durch das Operations-
mikroskop durchführbar ist.

Im Hinblick auf die anzuwendende Präparationstechnik zur Salpingotomie
wird auf den Vergleich der verschiedenen Techniken am Ende des Beitrags
verwiesen.

Nach sorgfältiger Blutstillung im Bereich des Wundbettes der Tubargravidität erfolgt die Toilette des Intraperitonealraumes. Von einigen Arbeitsgruppen
wird die Salpingotomiewunde mittels Einzelknopfnähten oder einer fortlaufen-
den Seromuskularnaht verschlossen. Immer mehr Arbeitsgruppen verzichten
jedoch bei einer Salpingotomie, die nicht mehr als 2–3 cm beträgt, auf einen
Wundverschluß [19, 20]. In eigenen tierexperimentell-chirurgischen Untersuchungen an den Tuben von Minischweinen konnte gezeigt werden, daß nach
linearer Salpingotomie in fast allen Fällen eine Abheilung ohne Dehiszenz oder
Fistelbildung resultiert [70].

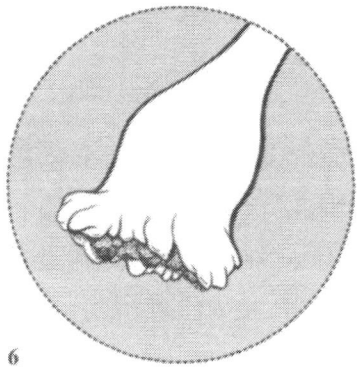
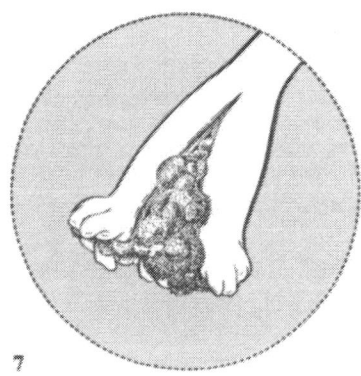

6   7

Abb. 6. Ampulläre Tubargravidität: Tubarabort in statu nascendi

Abb. 7. Ampulläre Tubargravidität: lineare ampulläre Salpingotomie

Transampulläre Expression der Tubargravidität („milk-out")

Die einfache Expression oder „milk-out"-Technik beruht auf dem Phänomen des spontanen transampullären Tubarabortes aus dem äußeren Teil der Ampulle oder dem Fimbrienbereich. Das Exprimieren des Tubarabortes erfolgt vorsichtig in Richtung auf das Fimbrienende zu (Abb. 6). Dabei besteht das Problem, das Trophoblastgewebe gänzlich entfernen oder eine intraampulläre Blutstillung bei diffuser Blutung erreichen zu können. Als alternative Technik ist hier die periphere transampulläre lineare Salpingotomie vorzuziehen (Abb. 7). Hier ist eine wirkliche Exploration sowie eine exaktere Blutstillung möglich. Im Gegensatz zur distalen ampullären Salpingotomie werden beim Exprimieren des Tubarabortes häufiger Rezidive beschrieben [3]. Nach Timonen ist zudem die Schwangerschaftsrate bei der invasiven Therapie höher als beim einfachen „milk-out" [67]. Wie bei der isthmischen oder isthmo-ampullären Tubargravidität führen wir auch in Fällen einer fimbriennahen oder ampullären linearen Salpingotomie keinen Nahtverschluß durch.

Organerhaltende laparoskopische Verfahren

Mit der Optimierung operativ-laparoskopischer Verfahren tritt die Behandlung der Tubargravidität per laparotomiam mehr und mehr in den Hintergrund und bleibt bestimmten Indikationsbereichen vorbehalten. Denn sowohl ablative Verfahren als auch die bereits dargestellten indirekt oder direkt tubenerhaltenden Verfahren können laparoskopisch durchgeführt werden.

Inwieweit allerdings primäre Re-Anastomosierungen nach Segmentresektionen in Zukunft laparoskopisch durchgeführt werden können oder sollen, kann derzeit noch nicht beantwortet werden. Von Gauwerky und Wallwiener ist zwar zwischenzeitlich über laparoskopische End-zu-End-Anastomosierun-

gen im Rahmen von Refertilisierungen berichtet worden, die Antwort auf die
Frage jedoch, inwieweit diese Techniken übertragbar sind, muß weiteren
Studien vorbehalten bleiben [19, 20, 21, 70, 71, 72].

Seit nunmehr 10 Jahren wird von verschiedenen Arbeitsgruppen über die
einzelnen für den laparoskopischen Einsatz modifizierten Operationstechniken
berichtet. Bruhat, De Cherney und Semm hatten über die ersten Serien mittels
linearer Salpingotomie per laparoscopiam entfernten Tubargraviditäten berichtet [5, 6, 7, 12, 13, 14, 58]. Erste endoskopische Segmentresektionen waren von
Gomel durchgeführt worden.

Technische Durchführung

Die laparoskopischen Techniken unterscheiden sich durch die Wahl der ablati-
ven bzw. der direkt oder indirekt organerhaltenden Präparationstechniken.

In jedem Falle werden suprasymphysär im kranialen Schamhaarbereich drei
Hilfseinstiche angelegt, wobei der erste Einstich in der Medianlinie, die beiden
weiteren Einstiche lateral des Verlaufs der Arteria epigastrica angelegt werden.
In allen Fällen wird über die lateralen Einstiche die Tube über atraumatische
Faßzangen dargestellt. Über den mittleren Hilfseinstich bzw. über den Arbeitskanal des Laparoskops werden Schere, Bipolarzange, Endokoagulator oder die
verschiedenen Laserapplikatoren eingeführt. Bei der Anwendung der Endoschlinge nach Roeder wird über den mittleren Einstich der Applikator für die
Endoligatur intraperitoneal eingeführt.

Zur Entfernung der Tubargravidität bzw. der exzidierten Tuben- oder
Adnexanteile wird durch den laparoskopischen Arbeitskanal oder bei größeren
Gewebsanteilen nach Umdilatation des medianen Einstichs von einem 5-mm-
Trokar auf einen 10-mm-Trokar mit einem jeweils dem Durchmesser des
Trokars oder Arbeitskanals angepaßten Instrument das Gewebe aus dem
Intraperitonealraum entfernt. Nach sorgfältiger Entfernung – die Extraktion
der Tubargravidität aus dem Intraperitonealraum sollte möglichst in toto erfol-
gen – wird eine Toilette des Intraperitonealraums unter Entfernung aller
Blutkoagel durchgeführt.

Die Dokumentation der kontralateralen Tubenverhältnisse, inkl. einer
Chromopertubation, ist unabdingbar.

Wichtige Details der einzelnen laparoskopischen Präparationstechniken
(partielle Salpingektomie, Segmentresektion, lineare Salpingotomie) sollen im
folgenden dargestellt werden.

(Partielle) Salpingektomie

Die Salpingektomie bzw. partielle Salpingektomie erfolgt wie die Adnexektomie über die Dreischlingentechnik nach Semm mittels Endoschlinge. Die

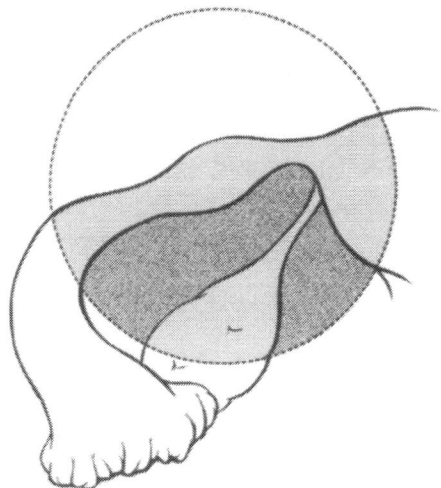

Abb. 8. Isthmische Tubargravidität

Endoschlingen werden nacheinander über den Applikator intraperitoneal eingeführt und über die abzutragenden Gewebeanteile gelegt. Nach Anziehen der vorgefertigten Schlinge sitzt der Knoten fest auf Tubenteil bzw. Adnexstiel, der überschüssige Cat-Faden wird mit der Endoschere abgeschnitten und extrahiert. Sicherheitshalber werden drei Schlingen gelegt. Dann erfolgt mittels Endoschere die Abpräparation des Gewebes [55, 56, 57, 58].

Segmentresektion

Die laparoskopische Segmentresektion wird analog der Segmentresektion per laparotomiam durchgeführt. Sie bietet sich als Alternative zur Salpingotomie gerade bei proximal lokalisierten Tubargraviditäten an, da hier das Risiko der sekundären Tubenstenosierung bzw. der Belassung von Trophoblastresiduen zu minimieren ist (Abb. 8). Die laparoskopische Segmentresektion war erstmals von Sapphiro und Adler [59] sowie von der Arbeitsgruppe von Gomel beschrieben worden [23, 24].

Im Gegensatz zur elektrochirurgischen Präparation bevorzugen wir zur maximalen Schonung des noch intakten Tubengewebes die Segmentresektion über die Laserpräparation oder die von Gauwerky eingeführte Segmentresektion über Tubenclips. Bei der Cliptechnik werden handelsübliche Filshie-Clips mittels Applikator proximal und distal von der Tubargravidität auf die Tube gesetzt und das Tubensegment innerhalb der Clips herauspräpariert [20].

Zur Vermeidung von Blutungen aus der Mesosalpinx kann das Tubensegment von der Mesosalpinx nach Bipolarkoagulation oder nach Setzen einer Endoschlinge ebenfalls völlig bluttrocken abgetrennt werden (Ab. 9).

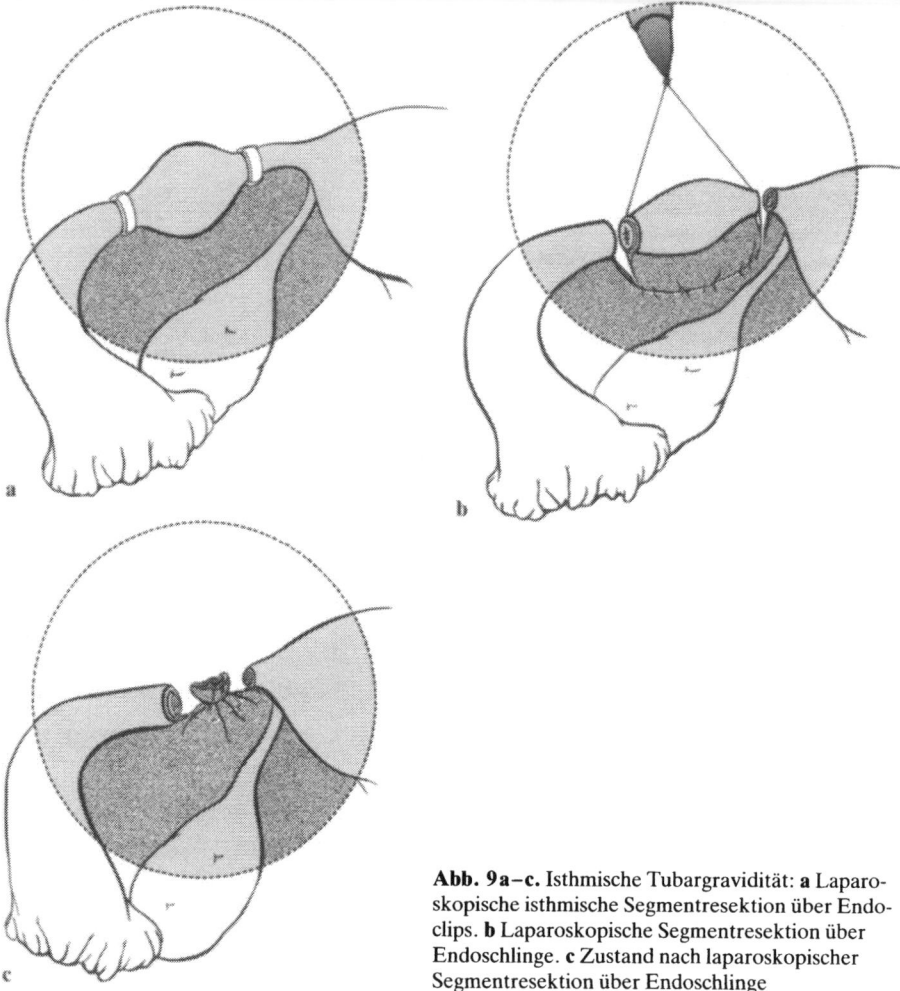

Abb. 9a–c. Isthmische Tubargravidität: **a** Laparoskopische isthmische Segmentresektion über Endo-
clips. **b** Laparoskopische Segmentresektion über
Endoschlinge. **c** Zustand nach laparoskopischer
Segmentresektion über Endoschlinge

Lineare Salpingotomie

Die laparoskopische Salpingotomie wird vorzugsweise mit dem Operationslaser
durchgeführt, da hier eine maximale Gewebeschonung durch atraumatische
Präparation möglich ist [1, 8, 16, 17, 70, 71, 72, 73] (Abb. 10). In den Fällen der
Laserpräparation kann auf die präoperative Gewebeinfiltration mittels Vaso-
pressinderivaten verzichtet werden (Abb. 11).

In allen Fällen der laparoskopisch-operativen Intervention müssen eine
Bipolarkoagulationseinrichtung und eine suffiziente Saug-Spül-Einrichtung vorhanden sein. Denn bei jeder laparoskopischen Operation kann es zu Blutungen
kommen. Die Blutung auch aus einer kleineren Arterie, sei es aus dem
Wundbett der Tubargravidität, sei es eine stärker spritzende Blutung beispielsweise aus dem Ramus tubarius, kann mit der Lasertechnik nicht koaguliert

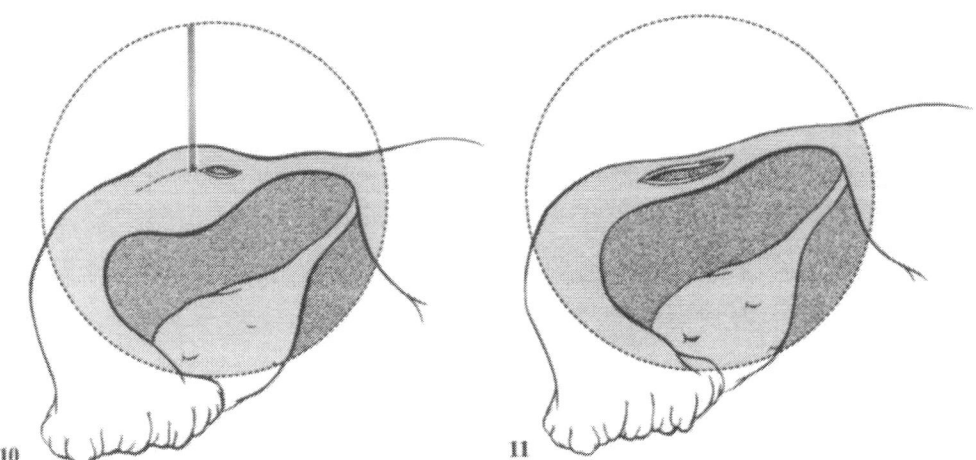

10

11

Abb. 10. Isthmische Tubargravidität: lineare Salpingotomie mit dem CO_2-Laser

Abb. 11. Isthmische Tubargravidität: Zustand nach laparoskopischer Salpingotomie

werden, so daß hier eine Bipolarkoagulation unter gleichzeitigem Saug-Spül-Einsatz vonnöten ist.

Falls kein Operationslaser zur Verfügung steht, können die im folgenden alternativ dargestellten Präparationsverfahren, wie die scharfe Salpingotomie mittels Schere oder mittels laparoskopischem Skalpell nach vorheriger Vasopressinapplikation erfolgen. Hier wird eine Vasopressinlösung verwendet, die aus anästhesiologischen Gründen hochverdünnt werden muß (Por-8, wenige ml einer Lösung, bei der eine Por-8 Ampulle mit 2,5 I.E. auf 25 ml verdünnt wird und davon 10 ml aufgezogen werden).

Die Endokoagulationstechnik wird von uns nicht eingesetzt, da hier ein relativ breiter Gewebesaum koaguliert wird.

Gerade bei der laparoskopischen Salpingotomie muß bei der Herauspräparation der Tubargravidität sehr vorsichtig, möglichst stumpf präpariert werden, da hier die Gefahr der Belassung von Trophoblastgewebe am größten ist.

Wie bereits dargestellt, kann in den meisten Fällen auf einen Nahtverschluß der Salpingotomie verzichtet werden.

Die sorgfältige Blutstillung und Toilette des Intraabdominalraums steht wie bei jeder laparoskopischen Operation außer Frage.

Laser-Operationstechniken

Bisher wurden in der operativen Laparoskopie überwiegend elektrochirurgische Techniken, so die Hochfrequenztechnik und die Endokoagulationstechnik eingesetzt [54, 55].

Tabelle 1. Konventionelle präparative Verfahren

I.	Thermisch	
	a) Direkt-präparative Verfahren	Unipolare HF-Elektrode
	b) Indirekt-präparative Verfahren	– unipolare HF-Koagulation
	(elektrische Hämostase,	– Endokoagulation
	scharfe Präparation)	– Bipolarkoagulation
II.	Nicht-thermisch	
	Indirekt-präparative Verfahren: scharfe Präparation nach:	
	a) Endokoagulation	
	b) vasokonstriktiven Substanzen (Vasopressin)	

Um die präparativen Verfahren in der endoskopischen gynäkologischen Fertilitätschirurgie zu modifizieren oder zu ergänzen, wurden vielfältige Versuche unternommen [58]. Tabelle 1 zeigt einen Überblick über die gebräuchlichen präparativen Verfahren in der Fertilitätschirurgie.

Alle Präparationstechniken sind jedoch jeweils entweder mit präparativ-technischen Problemen behaftet oder bergen Gefahren für die Patientin [50, 54, 55, 56, 57, 58]. Die Endokoagulationstechnik ist beispielsweise ungefährlich für die Patientin, da der Stromfluß in einem separaten Stromkreis innerhalb des Instrumentes erfolgt. Die Gewebedestruktion ist jedoch erheblich, da der Punktkoagulator schon einen Durchmesser von 5 mm aufweist und dadurch per se schon eine Gewebeschädigung von mindestens 5 mm entsteht. Statt der Endokoagulationstechnik wird zur Verkleinerung der Zone einer thermischen Gewebedestruktion zur Erzeugung einer lokalen Ischämie die endoskopische Vasopressin-Applikation eingesetzt. Die Gabe dieser Substanz erfordert aber eine anästhesiologische „high-risk"-Überwachung, da kardiovaskuläre Risiken befürchtet werden können.

Aufgrunddessen gewinnen die Laserpräparationstechniken mehr und mehr an Bedeutung.

Die CO_2-Laser-Laparoskopie

Nachdem der CO_2-Laser bereits für mehrere Indikationen, z. B. zur Adhäsiolyse am offenen Abdomen, in der gynäkologischen Reproduktionschirurgie eingeführt worden war [51], hatte erstmals Bruhat [5, 6, 7] den CO_2-Laser via Arbeitskanal laparoskopisch (Single-puncture-Laparoskop) eingesetzt. 1981 führte Tadir [64, 65] ein Second-puncture-Laparoskop zur laparoskopischen CO_2-Laser-Präparation ein. Der CO_2-Laser hat sich in den letzten Jahren zum Laser der 1. Wahl für die operative Laparoskopie entwickelt.

Nd: YAG-Laser-Kontakttechnik (In-touch-Technik)

Im Gegensatz zu dem CO_2-Laser, einem sog. »Gaslaser«, der aufgrund seiner wellenlängenspezifischen Gewebewirkung ein Schneidelaser, also ein »Laserskalpell« ist, ist der Nd:YAG-Laser ein „Festkörperlaser", vornehmlich mit Koagulationseigenschaften.

Die Nd:YAG-Laserwirkung auf das Gewebe erfolgt berührungsfrei [33, 34] und wird folglich als Non-touch-Laser-Technik bezeichnet. Im Gegensatz zum CO_2-Laser wird die Strahlung des Nd:YAG-Lasers jedoch nur schlecht vom Gewebe absorbiert. Dadurch tritt eine starke Streuung der Strahlung im Gewebe auf, die zu einer homogenen Koagulationszone führt. Ein feiner Schnitt, wie mit dem CO_2-Laser, ist mit der Non-touch-Nd:YAG-Laser-Technik daher nicht möglich [48].

Im Gegensatz zum CO_2-Laser ist es beim Nd:YAG-Laser aber möglich, die Laserstrahlen über flexible Quarzglasfasern zu leiten [40]. Mit Hilfe dieser flexiblen Quarzglasfasern kann der Laserstrahl bequem durch einen Arbeitskanal des endoskopischen Instruments an sein Ziel herangebracht werden [1, 8, 16, 17, 74]. Um die Flexibilität der Quarzglasfasern für die endoskopische Laserpräparation nutzen zu können und gleichzeitig aber doch auch mit dem Nd:YAG-Laser Gewebe schneiden zu können, wurden spezielle Quarzglasfasern (sog. „bare fiber") zur direkten Gewebepräparation entwickelt bzw. die Transmissionsfasern mit einem Saphirkristall armiert [68, 70, 71, 72, 73].

Zur Präparation mit den „nackten" Fasern wurde zur Kontaktpräparation das „Bare-Fiber-Endlossystem" entwickelt. Je nach Durchmesser des Lumens bzw. der Länge des Applikators kann das System zur laparoskopischen oder externen Präparation benutzt werden.

Die benutzte Faser kann distal neu geschliffen werden, ohne daß das gesamte Applikationssystem erneuert werden muß, ganz im Unterschied zur Präparation mit Saphirspitzen, die somit keine Bedeutung mehr haben.

Die laser-laparoskopische Salpingotomie zur organerhaltenden Therapie von Tubargraviditäten

Aufgrund der technischen Modifizierungen sind CO_2-Laser und Nd:YAG-In-touch-Präparation laparoskopisch optimal zur organerhaltenden Therapie von Tubargraviditäten einsetzbar. Dabei werden die Tubargraviditäten über eine Laser-laparoskopische lineare Salpingotomie organerhaltend entfernt [38] (Abb. 9).

Unter Zuhilfenahme dieser endoskopischen Operationstechniken läßt sich die Salpingotomie und die Entfernung der Tubargravidität im frühen Stadium, d.h. vor einer beginnenden Wandruptur bzw. bis zu einer Größe von 4–5 cm laparoskopisch durchführen. Wird die laparoskopische scharfe Salpingotomie nach Elektrokoagulation des zu druchtrennenden Tubengewebes vorgenommen, ergibt sich die Notwendigkeit des Nahtverschlusses der Salpingotomie, da sich die durch die Endokoagulation starren Wundränder nicht spontan adaptieren. Von den meisten Autoren wird auch eine vorherige lokale Vasopressininjektion in die Tubenwand zum Erreichen einer ausreichenden Hämostase als notwendig erachtet [54, 55, 56, 57, 58].

Wie wir tierexperimentell nachweisen konnten, ist bei der Laserpräparation eine präzise Präparation des Tubengewebes unter gleichzeitigem hämostatischen Effekt, ferner ohne Applikation von Vasopressin, möglich.

So konnten im Rahmen unserer klinischen Pilotstudie 25 Tubargraviditäten über eine Laser-laparoskopische Salpingotomie entfernt werden. Bei 12 nachkontrollierten Patientinnen (Hysterosalpingographie, Re-Laparoskopie, spontaner Schwangerschaftseintritt bei einer vorhandenen Tube) wurde lediglich bei 2 Patientinnen eine verschlossene Tube gefunden. Darüberhinaus ist durch die minimale Gewebedestruktion des Tubengewebes auch meist keine Nahtversorgung notwendig [30].

Operativ-technisches Vorgehen und zusammenfassende Wertung

In gleichem Maße wie die Zahl der unter Notfallbedingungen durchgeführten Operationen von Tubargraviditäten abgenommen hat, hat die Zahl der operativen Eingriffe bei Extrauteringraviditäten mit fertilitätserhaltender Indikation zugenommen.

Schon 1895 wurde von Broschownik [51] in einem Satz die Problematik der konservativen Operation von Tubargraviditäten zusammengefaßt: „Unser Ziel muß sein, unter *Herabsetzung der Gefahren* doch konservativ zu bleiben...!"

Somit ist die Basis der konservierenden Operationstechniken, die Tube zu erhalten, wann immer von der Sache her vertretbar, von der Patientin gewünscht und von ärztlicher Seite machbar. Somit stehen für die organerhaltende Therapie die möglichst frühzeitige Diagnose der Tubargravidität und die Selektion des Krankengutes für ein organerhaltendes Vorgehen im Vordergrund.

Die organerhaltende Operation ist in fast 95% der Fälle möglich [28, 41, 42].

Indikationen für ein organerhaltendes Procedere

Bei Patientinnen mit Kinderwunsch ist prinzipiell ein organerhaltendes operatives Verfahren der Tubargravidität indiziert. Ein organerhaltendes Vorgehen ist bei Patientinnen im gebärfähigen Alter auch bei nur prospektiv bestehendem Kinderwunsch ratsam. Allerdings sollte bei diesen Patientinnen die Vorteile eines kontinuitätserhaltenden Verfahrens und die damit verbundenen Risiken sorgfältig gegeneinander abgewogen werden.

Insgesamt ist heute gesichert, daß nach konservativer Behandlung einer Tubargravidität die Fertilität höher ist als nach ablativem Vorgehen. Dies trifft auch für Fälle mit kontralateral intakter Tube zu. Während vor einer Tubargravidität 20% der Patientinnen eine Fertilitätsstörung aufwiesen, trat eine Fertilitätsproblematik nach einer Tubargravidität bei 50% der Patientinnen auf.

Risiken

In jedem Falle eines organerhaltenden Vorgehens müssen die damit verbundenen Risiken abgewogen und mit der Patientin besprochen werden. Dabei stehen typische Komplikationen der tubenerhaltenden Operationen, bei denen das Bett des Gestationsproduktes nicht komplett exzidiert wird, Nachblutungen sowie persistierende Tubargraviditäten im Sinne von Trophoblastresiduen, im Vordergrund. Mit diesen Risiken ist in bis zu 5% der Fälle zu rechnen [41, 46].

Unabdingbar ist daher eine routinemäßige postoperative Kontrolle des Serum-β-HCG-Wertes bis zur Nachweisbarkeitsgrenze.

Kontraindikationen für ein organerhaltendes Procedere

Nach der von Gauwerky durchgeführten Umfrage [19] stehen bei den in erster Linie damit befaßten Arbeitsgruppen als Kontraindikationen für ein organerhaltendes Vorgehen das fortgeschrittene Alter der Patientin, eine eventuelle Multiparität, eine intakte kontralaterale Tube und eine für ein organerhaltendes Vorgehen ungünstige anatomische Situation im Vordergrund.

In keiner Weise ist jedoch eine kontralateral intakte Tube ein Grund für ein ablatives Vorgehen. Hier sollte lediglich die Entscheidung für einen kontinuitätserhaltenden oder einem kontinuitätsunterbrechenden Eingriff zu treffen sein.

Ergebnisse

Eine Übersicht über die in der Literatur beschriebenen Ergebnisse nach organerhaltender bzw. ablativer Therapie der Tubargravidität ist in Tabelle 2 dargestellt. Was den objektiven Erfolgsnachweis nach konservativer Operation bei Tubargravidität angeht, sind eigentlich nur diejenigen Fälle verwertbar, bei denen nur noch eine Tube vorhanden ist bzw. die kontralaterale Tube im Sinne eines kompletten Tubenverschlusses geschädigt ist und bei denen nach organerhaltender und kontinuitätserhaltender Operation eine intrauterine Schwangerschaft eingetreten ist.

Leider sind hierzu die Angaben in der Literatur schwer nachvollziehbar und darüber hinaus diese Fälle sehr selten.

Tabelle 2. Literaturübersicht Ergebnisse

| | Organerhaltende Therapie | | | | Ablative Therapie | |
| | kontralateral auffällige Tube | | kontralateral pathologische Tube | | kontralateral unauffällige Tube | |
	X	Autoren	X	Autoren	X	Autoren
Intrauterine SS-Rate	64%	64% Pouly [47] 75% Bruhat [5,6,7] 83% Langer [37] 50% Bukovsky [10] 60% Gauwerky [19,20] Wallwiener [73] 50% DeCherney [12,13,14]	53%	46% Pouly [47] 54% Neeser [41,42] 60% Oelsner [43]	42%	Schenker [53]
Rezidivrate	18%	22% Pouly [47] 12% Bruhat [5,6,7] 20% Henry-Suchet [26] Kucera [35] Stromme [62,63]	22%	29% Pouly [47] 16% Neeser [41,42] 22% Oelsner [43]	Salpingo- tomie 16	Schenker [53] Salpingo- Oophorekt. 5
Persistenzrate nach laparo-skopischer Salpingotomie	5%	Bruhat [5,6,7]				

In jedem Falle kann man den bisher vorliegenden Zahlen, die intrauterine Schwangerschaftsrate nach tubenerhaltenden Operationen am einzig verbliebenen Eileiter betreffen und zwischen 56 und 60% liegen [35, 36, 41, 43, 53], entnehmen, daß die Erfolgsaussichten nach In-vitro-Fertilisation bei weitem übertroffen werden.

Dabei ergibt sich eine mittlere Rezidivquote im Hinblick auf eine erneute Tubargravidität von 22%.

Besonders erwähnenswert ist hierbei, daß die Rezidivrate bei isthmischer Lokalisation der vorausgegangenen Tubargravidität mit 36% gegenüber einer ampullären Lokalisation mit 18% signifikant erhöht ist. Ob dies auf Stenosierungen nach linearer Salpingotomie des noch wesentlich engerlumigen isthmischen Anteils im Vergleich zur weitlumigen Ampulle zurückzuführen ist, ist derzeit noch hypothetisch.

Das operativ-technische Vorgehen

Die Wahl des Operationsverfahrens, insbesondere des konservativen Operationsverfahrens, hängt, wie erwähnt, ab von

– dem aktuellen oder prospektiven Kinderwunsch der Patientin,
– dem Alter der Patientin,

– dem Status der kontralateralen Tube,
– der Lokalisation der Tubargravidität.

Insbesondere stehen bei den operativ-technischen Überlegungen die Forderungen nach der Minimierung des operativen Traumas, dem das endoskopische Vorgehen voll und ganz entspricht, im Vordergrund. Voraussetzung für das laparoskopische Vorgehen ist die Kreislaufstabilität der Patientin. Dagegen ist der Nachweis von intraperitonealem Blut in keiner Weise eine Kontraindikation zur diagnostischen bzw. therapeutischen Laparoskopie. Das ist auch der Grund dafür, daß die Douglaspunktion zur Planung des operativ-technischen Vorgehens sehr an Bedeutung verloren hat.

Da beim operativ-laparoskopischen Vorgehen über eine lineare Salpingotomie die Gefahr von Nachblutungen bzw. die Gefahr des Verbleibens von Trophoblastresiduen [19, 20] besteht, sollte diese Methode nur den Patientinnen mit Kinderwunsch vorbehalten bleiben. Bei Patientinnen mit abgeschlossener Familienplanung dürfte das ablative Verfahren im Sinne einer partiellen oder totalen Salpingektomie die größte Sicherheit bieten. Bei Patientinnen mit bestehendem Kinderwunsch und kontralateral verschlossener oder fehlender Tube ist entweder eine lineare Salpingotomie oder eine Segmentresektion per Laparotomie mit einzeitiger End-zu-End-Anastomosierung die Methode der Wahl.

Da bei Lokalisation im proximalen Anteil im Vergleich zur Lokalisation im ampullären Bereich bei linealer Salpingotomie eine höhere Rezidivquote zu erwarten ist, sollte in diesen Fällen eine Segmentresektion erwogen werden.

In jedem Falle ist bei intakter kontralateraler Tube die Segmentresektion, im Hinblick auf die Blutungs- oder Trophoblastresidualgefahr, die sicherere Methode im Vergleich zur linearen Salpingotomie.

Literatur

1. Beck OJ, Frank F, Kreiditsch E, Wondrazek F (1985) Klinische und experimentelle Untersuchungen zur Erweiterung der Nd:YAG-Laseranwendung in der Neurochirurgie. Laser in der Medizin und Chirurgie 1:13–18
2. Bobrow M, Bell HG (1962) Ectopic pregnancy. Obstet Gynecol 20:500
3. Brosens IA, Boeckx W, Gardts S, Vasquez G (1980) Funktionserhaltende Operation bei Ovarialendometriose, Tubenschwangerschaft und Tubenokklusion. Gynäkologe 13:153
4. Brosens IA, Gardts S, Boeckx W (1983) Tubal pregnancy: Salpingostomie versus Salpingotomie. Fertil Steril 39:384
5. Bruhat MA, Mage G, Manhes M (1979) Use of the CO2-Laser via laparoscopy laser surgery III, p 275. In: Kaplan I (ed) Proceedings of the 3rd International Society for laser surgery. Tel Aviv
6. Bruhat MA, Manhes H, Mage G, Pouly JL (1980) Treatment of ectopic pregnancy by means of laparoscopy. Fertil Steril 33:411–414
7. Bruhat MA, Mage G, Cani M, Pouly JL, Manhes H, Wattiez A, (1988) CO2-laser laparoscopy: A ten year experience. Lasers med surg 4:149–151

8. Brunestaud JM, Mosquet L, Houcke M, Scopelliti JA, Rance FA, Cortot A, Paris JC (1985) Villous adenomas of the rectum – results of endoscopy treatment with argon and Nd:YAG-lasers. Gastroenterology 89:832–837

9. Budowik M, Johnson TRP, Genadry R, Parmley TH, Woodruff JG (1980) The histopathologicy of the developing tubal ectopic pregpancy. Fertil Steril 34:169–171

10. Bukovsky I, Langer R, Hermann A, Caspi E (1979) Conservative surgery of tubal pregnancy. Obstet Gynecol 53:706–711

11. Caffier B (1942) Die konservative Operation des schwangeren Eileiters. (Ein Beitrag zur Sterilitätsverhütung) Zbl Gynäkol 66:119–124

12. De Cherney A, Kase N (1979) The conservative therapy of unruptured ectopic pregnancy. Obstet Gynecol 54:451–454

13. De Cherney A, Romero R, Naftolin F (1981) Surgical management of unruptured ectopic pregnancy. Fertil Steril 35:21–24

14. De Cherney A, Maheaux R, Naftolin F (1982) Salpingostomie for ectopic pregnancy in the sole patient oviduct: reductive outcome. Fertil Steril 37:619–622

15. Dietl J, Buchholz F (1986) Zur Histologie der Tubargravidität. Geburtshilfe Frauenheilkd 46:829–830

16. Emslander HP, Prauer HJ, Muntaenu J, Heinl KW, Hinke K, Sebening H, Daum D (1985) Palliative endobronchiale Tumorverkleinerung durch Laserbehandlung: Behandlungsmodus – Sofortergebnisse – Langzeitergebnisse. Laser in der Medizin und Chirurgie 1:28–34

17. Frank F (1986) Biophysical basis and technical prerequestions for the endoscopical use of the Nd:YAG-laser. Lasers Med Surg 3:124–132

18. Franklin EW, Zeidermann AM, Lämmle P (1973) Tubal ectopic pregnancy: Etiology and obstetric and gynecologic seguele. Am J Obstet Gynecol 117:220–225

19. Gauwerky JFH, Kubli F (1987) Die operative Behandlung der Extrauteringravidität. Fertilität 3:125–132

20. Gauwerky JFH (1989) Eine einfache Technik zur endoskopischen Segmentresektion der Tubargravidität. Fertilität 5:65–67

21. Gauwerky JFH, Wallwiener D, Bastert G (1990) Die endoskopische Refertilisierung – operative Techniken, Indikationen, erste Erfahrungen. Tagung der Arbeitsgemeinschaft für gynäkologische und geburtshilfliche Endoskopie, Berlin 26.–28. 1. 1990

22. Giana M, Dolfin GC, Siliquini R (1978) Trattamento chirurgico conservativo in 51 casi di gravidanza tubarica. Minerva Clin 30:99–104

23. Gomel V (1978) Laparoscopy in diagnosis and treatment of ectopic gestation. Ginedips 2:85–88

24. Gomel V (1983) Microsurgery in female infertility. Little Brown, Boston

25. Hallat JG (1986) Tubal conservation in ectopic pregnancy: a study of 200 cases. Am J Obstet Gynecol 154:1216–1221

26. Henry-Suchet J, Tesquier V, Loffredo Y (1979) Chirurgie conservatrice de la grosesse extrauterine. In: Brosens (eds) Oviducté et Fertilité, Masson Paris

27. Hepp H, Scheidel P (1982) Operatives Vorgehen bei der Extrauteringravidität. In: Künzel W, Rauskolb R (Hrsg) Giessener gynäkologische Fortbildung. Thieme, Stuttgart

28. Hirsch HA, Neeser E (1985) Uncommon indications for laparoscopy. J Reprod Med 9:651

29. Jaervinen PA, Nummi S, Pietala K (1972) Conservative operative treatment of tubal pregnacy with postoperative daily hydrotubations. Acta Obstet Gynecol Scand 51:169–170

30. Johns DA, Hardie RP (1986) Management of unruptured tubal pregnancy with laparoscopic carbon dioxide laser. Fertil Steril 56:703–705

31. Jones OH (1966) Ectopic pregnancy: An analysis of 100 conservative cases. Br J Clin Pract 20:377–384

32. Kadar N, De Vore G, Romero R (1981) Discriminatory HCG zone: its use in the songraphic evaluation for ectopic pregnancy. Obstet Gynecol 58:156

33. Keiditsch F, Hofstetter A, Zimmermann I, Stern J, Frank F, Babaryka I (1985) Histological investigation to substantiate the therapy of bladder tumors with the Nd:YAG-laser. Laser in der Medizin und Chirurgie 1:19–23

34. Klass A (1984) Laser in der Gastroenterologie. Michigan Medicine 284–291

35. Kucera E, Macku F, Novak J, Andrasova V (1969) Fertility after opertion of tubal pregnancy. Int J Fertil 14:127–134

36. Künzig HJ, Nittner G, Seitz E (1983) Tubargravidität: Aktuelle Aspekte in Diagnostik und Therapie. Geburtshilfe Frauenheilkd 43:658–663
37. Langer R, Bukovsky I, Hermann A, Sherman D, Sadovsky G, Caspi E (1982) Conservative surgery for tubal pregnancy. Fertil Steril 38:427–430
38. Lavy G, Diamond M, De Cherney (1987) Ectopic pregnancy: its relationship to turbal reconstructive surgery. Fertil Steril 47:543–556
39. Mc Bain JC, Evans JH, Pepperell RJ, Smith MA, Brown JB (1980) An unexpected high rate of tubal pregnancy following the induction of ovulation with human pituitary and chorionic gonadotropin. British J Obstet Gynecol 87:5
40. Moore KC, Steger A, Hira N (1986) The operative care of patients for Nd:YAG-laser surgery 124–127 In: Oguro Y, Atsumi K, Joffe SN (eds) Nd:YAG-laser in medicine and surgery: fundamental and clinical aspects. Professional Postgraduate Services
41. Neeser E, Hirsch H (1985) Vier Tubargraviditäten bei derselben Patientin: Vor- und Nachteile der tubenerhaltenden Operation. Geburtshilfe Frauenheilkd 45:706
42. Neeser E, Hirsch H (1987) Diagnostische und therapeutische Eingriffe bei Extrauteringravidität. Geburtshilfe Frauenheilkd 47:149
43. Oelsner G, Rabinovich O, Morard J, Mashiach S, Serr DM (1987) Reproductive outcome after microsurgical treatment of tubal pregnancy in women with a single fallopian tube. J Reprod Med 31:149
44. Palmer R (1972) Resultats et indications de la chirurgie conservatirice au cours de la grosesse extrauterine. CR Franc Gynecol 62:317–319
45. Parry JS, Lea HC (1976) Extrauterine pregnancy. Fertilität 87:125–132
46. Polmann L, Wichsel F (1960) Fertility after conservative surgery of tubal pregnancy. Acta Obstet Gynecol Scand 39:143–152
47. Pouly JL, Manhes H, Magl G, Canis M, Bruhat MA (1986) Conservative laparoscopic treatment of 321 ectopic pregnancies. Fertil Steril 46:1093–1097
48. Reid R, Elfont EA, Zirkin RM, Fuller TA (1985) Application of CO2-lasers in obstetrics and gynecology. Am J Obstet Gynecol 152:261–271
49. Reist A (1961), zitiert nach: Burger K, Über konervative Operationen der Extrauteringravidität. Geburtshilfe Frauenheilkd 21:633
50. Riedel HH, Cordts-Kleinwort G, Semm K (1983) Tierexperimentelle, morphologische und endokrinologische Untersuchungen nach Anwendung verschiedener Koagulationstechniken. Zbl Gynäkologic 105:665–670
51. Scheidel P (1982) Mikrochirurgie in der Gynäkologie – Tierexperimentelle und klinische Untersuchungen zum Einsatz mikrochirurgischer Techniken in der rekonstruktiven Tubenchirurgie. Habilitationsschrift, Homburg/Saar
52. Scheidel P, Hepp H (1985) Organerhaltende Chirurgie der Tubargravidität. Geburtshilfe Frauenheilkd 45:691–701
53. Schenker JM, Eyal E, Polishuk WZ (1972) Fertility after tubal pregnancy. Surg Gynecol Obstet 135:74–76
54. Semm K (1976) Endocoagulation: A new field of endoscopic surgery. J Reprod Med 16:194–203
55. Semm K (1977) Pelviskopische Chirurgie in der Gynäkologie. Geburtshilfe Frauenheilkd 37:909–920
56. Semm K (1977) Die Mirkochirurgie in der Gynäkologie. Geburtshilfe Frauenheilkd 37:93–102
57. Sem K, Mettler L (1980) Technical progress in pelvic surgery via operative laparoscopy. Am J Obstet Gynecol 138:121–127
58. Semm K (1984) Operationslehre für endoskopische Abdominalchirurgie: Operative Pelviskopie – operative Laparoskopie. Schattauer, Stuttgart New York
59. Shapiro HI, Adler DH (1973) Excision of an ectopic pregnancy through the laparoscope. Am J Obstet Gynecol 117:1093–1097
60. Stangel JJ, Reyniak JV, Stone MC (1976) Conservative surgical management of tubal pregnancy. Obstet Gynecol 48:241–244
61. Stangel JJ, Gomel V (1980) Techniques in conservative surgery for tubal gestation. Clin Obstet Gynecol 23:1221–1228
62. Stromme WB (1953) Salpingotomy for tubal pregnancy. Obstet Gynecol 1:472
63. Stromme WB (1973) Conservative surgery for ectopic pregnancy. Obstet Gynecol 41:215–223

64. Tadir Y, Kaplan I, Zuckerman Z, Edelstein T, Ovadia J (1984) New instrumentation and technique for laparoscopic carbondioxide-laser operations: A preliminary report. Obstet Gynecol 63:582–585
65. Tadir Y, Kaplan I, Zuckerman Z, Ovadia J (1986) Actual effective CO2-laser-power on tissue in endoscopic surgery. Fertil Steril 45:492–495
66. Tait RL (1884) Pathology and treatment of extrauterine pregnancy. Br Med J 2:317–323
67. Timonen S, Niemenen U (1967) Tubal pregnancy, choice of operative method of treatment. Acta Obstet Gynecol Scand 46:327–339
68. Totani R, Karasave T, Suziki Y (1986) Thermal influence on neighbouring tissues during the contact Nd:YAG-laser conisation. In: Oguro A, Atsumi K, Joffe SN (eds) Nd:YAG-laser in medicine and surgery: Fundamental and clinical aspects. Professional Postgraduate Services, pp 578–582
69. Valle JA, Lifchez AS (1983) Reproductive outcome following conservative surgery for tubal pregnancy in women with a single fallopian tube. Fertil Steril 39:316–320
70. Wallwiener D, Stolz W, Pollmann D, Morawski A, Spiller M, Bastert G (1989) Nd:YAG-In-Touch-Laser (Kontakttechnik mit Saphirspitzen) – Eine tierexperimentell-chirurgische Studie an Minischweinen. Lasers Med Surg 4:172–179
71. Wallwiener D, Morawski A, Pollmann D, Stolz W, Bastert G (1989) Der Nd:YAG In-Touch-Laser in der operativen Laparoskopie Erste klinische Ergebnisse. Lasers Med Surg 5:36–41
72. Wallwiener D, Balde MD, Stolz W, Plantener G, Bastert G (1989) Application du laser Neodym YAG dans l'adhesiolyse. Rev fr Gynecol Obstet 84/11:721–723
73. Wallwiener D (1989) Fertilitätschirurgische Therapiekonzepte – Lasertechnische Therapiekonzepte. Habilitationsschrift, Universität Heidelberg
74. Wood JW, Innes JW (1985) Tumor ablation by endoscopic Nd:YAG-laser. Am J Gastr 80:715–718

Die konservative Behandlung
der frühen Eileiterschwangerschaft

P. Husslein[1]

Bei der Eileiterschwangerschaft handelt es sich um ein relativ häufiges gynäkologisches Problem. Die Inzidenz von rund 1,5–2% ist in den letzten Jahren deutlich angestiegen (Centers for Disease Control 1984, 1986). Als Gründe dafür werden einerseits eine Zunahme von Infektionen und Operationen am Eileiter und von hormonellen Sterilitätsbehandlungen sowie die häufigere Anwendung von Intrauterinspiralen, andererseits aber auch eine verbesserte Diagnostik angegeben (Hemminki u. Heinonen 1987). Durch die Entwicklung empfindlicher Schwangerschaftstests, durch eine ständige Verbesserung der Ultraschallmethoden, durch die Einführung der Laparoskopie und nicht zuletzt durch den hohen Aufklärungsgrad der Bevölkerung, speziell der Patientinnen einer Sterilitätsambulanz, gelingt es heute, auch Eileiterschwangerschaften zu diagnostizieren, die früher aller Wahrscheinlichkeit nach abgestorben und vom Körper resorbiert worden wären, ohne klinische Probleme zu verursachen.

Die Entwicklung therapeutischer Modalitäten hat mit dieser verbesserten Diagnostik nur teilweise Schritt gehalten; zwar wurden Methoden zur laparoskopischen Operation beschrieben (Mettler u. Semm 1987), Berichte über rein abwartendes Verhalten (Mashiach et al. 1982) oder aber medizinische Behandlungen, beispielsweise mit Methotrexat (Rodi et al. 1986), sind eher die Ausnahme geblieben.

Auf Grund der Beobachtung, daß bei klinischen Studien zum frühen Schwangerschaftsabbruch mit Prostaglandinen (PG) niemals Probleme mit Eileiterschwangerschaften aufgetreten waren, wenn diese auch in den entsprechenden Protokollen nicht expressis verbis ausgeschlossen waren, und auf Grund von In-vitro-Untersuchungen, die einen starken kontraktilen Effekt von PG auf die Eileiter- und Gefäßmuskulatur nachweisen konnten (Lindblom et al. 1987), haben wir begonnen, bei stehenden, frühen Eileiterschwangerschaften PG als alleinige Behandlungsform einzusetzen. Dabei stellt man sich vor, daß durch Kompression der Schwangerschaftsanlage und durch eine Reduktion der Blutversorgung das ohnehin schon gestörte Gleichgewicht zwischen β-HCG-Produktion durch den Trophoblasten und Progesteronproduktion durch das Corpus luteum weiter verschlechtert wird. Dadurch kommt es zu einem kom-

---

[1] I. Universitätsfrauenklinik Wien, Spitalgasse 23, A-1090 Wien

pletten Absterben und letztlich zu einer Resorption der Eileiterschwangerschaft.

Nach Genehmigung durch eine Ethikkommission wurde im November 1987
mit der Studie begonnen.

Voraussetzung für die Teilnahme an der Studie war, daß die Fruchtanlage
intakt und die Tube nicht rupturiert war, daß sich die Patientin in einem guten
Allgemeinzustand befand und einen weiteren Kinderwunsch hatte. Außerdem
mußte sie schriftlich ihr Einverständnis zur Einbeziehung in diese erste Pilot-
stunde geben. Ausgeschlossen von der Behandlung waren Fälle von Tubenrup-
tur oder Tubarabort, Patientinnen im Schock oder solche mit mehr als 500 ml
Blut im Abdomen. Weit fortgeschrittene Tubargraviditäten mit im Ultraschall
nachgewiesener positiver Herzaktion oder solche mit einem extrem hohen
β-HCG-Ausgangswert (>15000 mIE/ml Serum) haben wir nicht einbezogen.

Seit April 1988 haben noch andere, nicht universitäre Zentralkrankenhäuser
an dieser Studie teilgenommen, so daß wir zum jetzigen Zeitpunkt (8. 5. 1989)
insgesamt 77 Patientinnen überblicken.

Im Rahmen der diagnostischen Laparoskopie wurden, falls eine Eileiterschwangerschaft bestätigt werden konnte, transabdominal mitels eines 3. Einstichs 5–10 mg $PGF_2\alpha$ (Prostin F2 alpha®) langsam, fraktioniert, über einen
Zeitraum von 5–10 min. in die Schwangerschaftsanlage injiziert. Zusätzlich
wurden 25 mg Östrogen (Premarin®) in das Corpus luteum tragende Ovar
instilliert, in der Vorstellung, hier eine Luteolyse herbeizuführen. Gleichzeitig
wurden laufend Blutdruck, Herzfrequenz und EKG kontrolliert. Bei den ersten
6 Fällen haben wir statt Östrogen ebenfalls PG in das Ovar instilliert. Dabei
kam es aber zu unerwünschten kardiovaskulären Reaktionen wie Hypertonie,
ventrikulären Extrasystolen und einmal sogar zu einem Lungenödem. Diese
Komplikationen konnten alle beherrscht werden, aber wir haben trotzdem von
der PG-Instillation in das Ovar Abstand genommen. Seit wir PG nur noch in die
Tube instillieren, haben wir keinerlei akute Nebenwirkungen mehr beobachtet.
In den ersten 3 postoperativen Tagen verabreichen wir noch zusätzlich 2mal
500 μg eines synthetischen PGE_2-Derivats (Sulproston, Nalador®) intramusku-
lär. Dabei kommt es gelegentlich zu krampfartigen Unterbauchschmerzen, ganz
selten auch zu Übelkeit und Erbrechen.

Die β-HCG-Verläufe der ersten 52 Patientinnen sind in Abb. 1 dargestellt.
Aus dieser Abbildung kann dreierlei entnommen werden:

1. Auf Grund der geringen Selektion durch die breiten Einschlußkriterien
   variiert der β-HCG-Ausgangswert außerordentlich stark. Hier sei ange-
   merkt, daß keine Korrelation zwischen der Größe der Tuben und der Höhe
   des β-HCG-Werts besteht.
2. Die Patientinnen, die auf Grund ihrer klinischen Symptomatik oder auf
   Grund des weiter ansteigenden β-HCG-Werts dann doch laparotomiert
   werden mußten, hatten nahezu alle hohe β-HCG-Ausgangswerte.

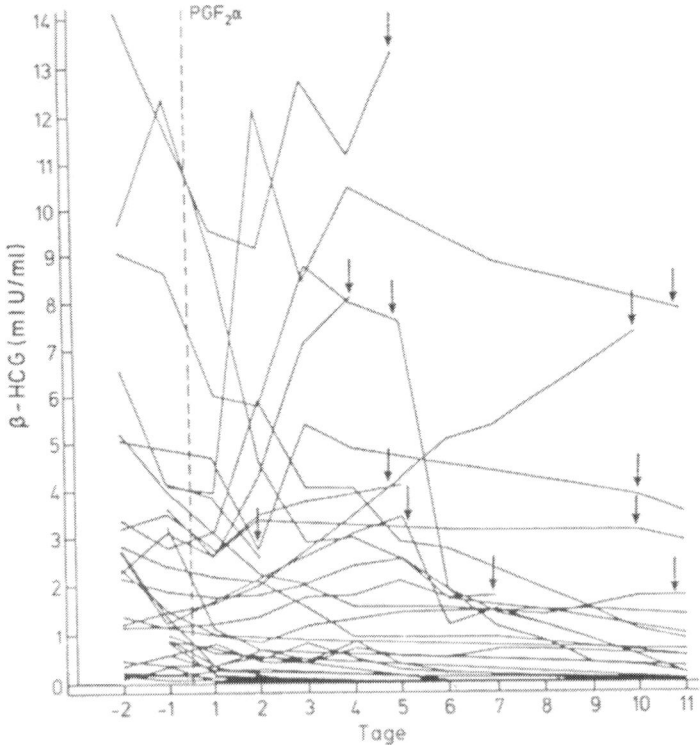

Abb. 1. Verlauf der β-HCG-Werte von 52 Patientinnen vor und nach PGF$_2$α-Instillation *(gestrichelte Linie* Zeitpunkt der PGF$_2$α-Instillation, *Pfeile* Laparotomie)

3. Die Zeitspanne, innerhalb der es zu einem vollständigen Verschwinden des zirkulierenden β-HCGs im peripheren Serum kommt, ist sehr unterschiedlich. Bei manchen Patientinnen fällt der Wert bereits nach 2–3 Tagen auf Null, bei anderen dauert dies u. U. einige Wochen.

Schlüsselt man die Ergebnisse nach dem β-HCG-Ausgangswert auf (Abb. 2), so sieht man, daß es offenbar eine Grenzlinie gibt, unterhalb derer die Ergebnisse gut und oberhalb derer die Ergebnisse weniger gut sind. Bei einem β-HCG-Wert < 2500 mIE/ml Serum gelang es 48mal, die Tubargravidität ausschließlich medikamentös, d. h. ohne Operation zu behandeln, während nur insgesamt 9mal doch noch laparotomiert werden mußte. Bei einem β-HCG-Wert > 2500 mIE/ml Serum waren die Ergebnisse nicht so gut. Hier mußten 15 Operationen bei insgesamt 20 Patientinnen durchgeführt werden.

Nun könnte man einwenden, daß eine Erklärung für diese Ergebnisse in dem Faktum liegen könnte, daß die konservative Behandlung der Eileiterschwangerschaft bei den Fällen erfolgreich ist, die ohnehin von selbst abgeheilt wären. Es gibt schon jetzt indirekte Hinweise dafür, daß dies zumindest nicht

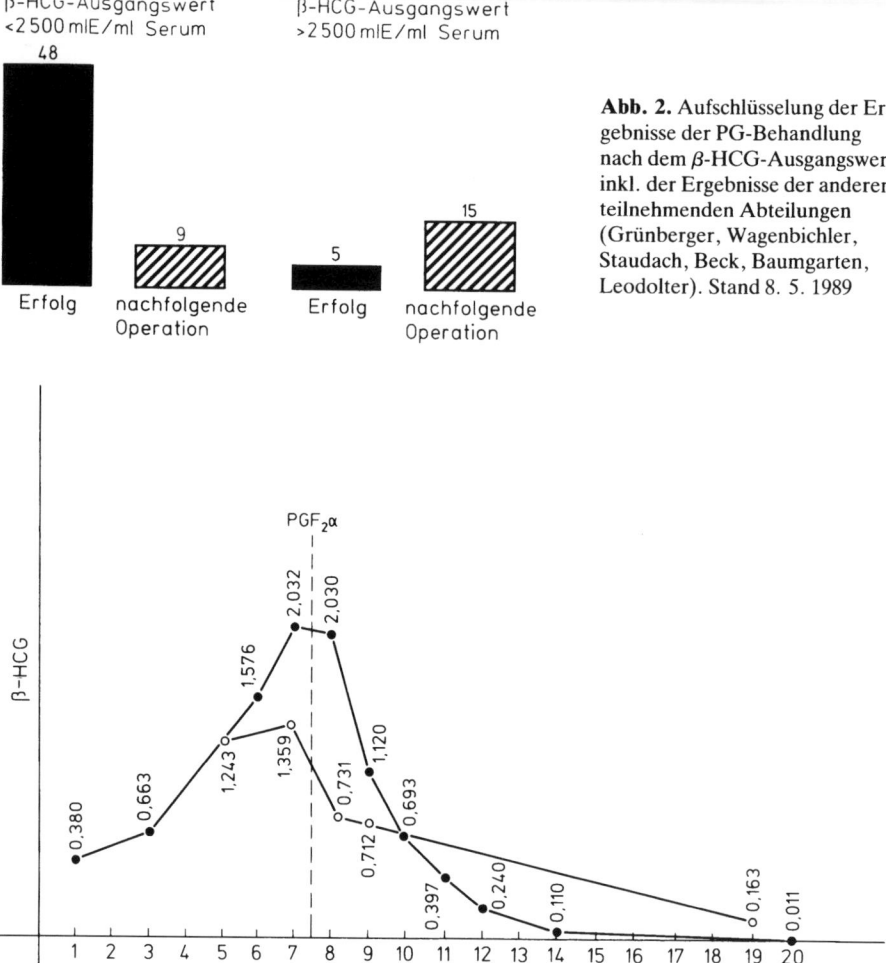

β-HCG-Ausgangswert
<2500 mlE/ml Serum

β-HCG-Ausgangswert
>2500 mlE/ml Serum

Abb. 2. Aufschlüsselung der Ergebnisse der PG-Behandlung nach dem β-HCG-Ausgangswert inkl. der Ergebnisse der anderen teilnehmenden Abteilungen (Grünberger, Wagenbichler, Staudach, Beck, Baumgarten, Leodolter). Stand 8. 5. 1989

Abb. 3. Verlauf der β-HCG-Werte von 2 einzelnen Patientinnen *(senkrechte Linie* Zeitpunkt der PGF₂α-Instillation)

für alle Fälle gilt, obwohl der endgültige Beweis einer Wirksamkeit dieser neuen Behandlungsform erst durch die derzeit an unserer Klinik laufende prospektive randomisierte plazebokontrollierte Studie erbracht werden wird.

Die Abb. 3 zeigt beispielsweise den β-HCG-Verlauf zweier Patientinnen, bei welchen die Diagnose der Eileiterschwangerschaft einige Tage in Anspruch genommen hat. Man sieht ansteigende β-HCG-Werte mit einem Maximum zum Zeitpunkt der PG-Instillation und einen raschen kontinuierlichen Abfall danach. Es ist zumindest unwahrscheinlich, daß das spontane Absterben solcher Tubargraviditäten gerade zu dem Zeitpunkt stattgefunden haben soll, an dem PG instilliert worden ist.

Um Information über den Zustand der Tuben nach PG-Behandlung der Eileiterschwangerschaft zu gewinnen, haben wir bei 26 der erfolgreich behandelten Patientinnen in einem der nachfolgenden Zyklen eine Hysterosalpingographie durchgeführt. Dabei zeigte sich, daß 23 der betroffenen Tuben völlig frei durchgängig und nur 3 verschlossen waren. Bei unseren eigenen 36 erfolgreich behandelten Patientinnen traten bislang 7 Schwangerschaften ein, davon endete eine als Missed abortion, und zu einer intrauterinen Gravidität kam es bei einer Patientin mit nur einer Tube. Im gesamten Kollektiv unserer Klinik haben wir nur ein Rezidiv einer Eileiterschwangerschaft beobachtet – allerdings bei einer Patientin, die nach der PG-Behandlung doch operiert werden mußte. Natürlich sind diese Zahlenangaben nur als vorläufig zu betrachten.

Zum jetzigen Zeitpunkt können aus den Ergebnissen dieser Studie folgende vorsichtige Schlußfolgerungen gezogen werden:

1. Bestimmte Formen früher Eileiterschwangerschaften können konservativ, d. h. ohne Operation behandelt werden. Der entscheidende prognostische Parameter dürfte hier der β-HCG-Ausgangswert sein. Bei einem Wert unter 2500 mIE/ml Serum scheint die lokale und systematische Applikation von PG gute Ergebnisse zu bringen. Um deren Wirksamkeit allerdings eindeutig zu dokumentieren, läuft derzeit eine prospektive randomisierte Untersuchung, die Kontrollgruppe wird mit Plazebo behandelt; dabei zeigt sich ein auf Grund der niedrigen Fallzahl noch nicht signifikanter Trend zugunsten der PG-Behandlung.
2. Die meisten der so behandelten Eileiter sind in einem der folgenden Zyklen einwandfrei durchgängig, was sich auch an den 7 intrauterinen und 1 extrauterinen Gravidität in unserem Patientenkollektiv zeigt.
3. Weitere Untersuchungen sind notwendig, um die Indikation der PG-Applikation bei Eileiterschwangerschaft noch besser einzugrenzen. In Betracht gezogen werden müssen die transvaginale, ultraschallkontrollierte Punktion und selbstverständlich die operative Laparoskopie. Der β-HCG-Ausgangswert, die Lokalisation der Fruchtanlage (isthmische sprechen besser auf PG an, ampulläre sind leichter zu operieren) und nicht zuletzt die laparoskopische Operationserfahrung werden im Einzelfall die Vorgehensweise bestimmen.

Literatur

Centers for Disease Control (1984) Ectopic pregnancies – United States 1970–1980. MMWR 33:201–202

Centers for Disease Control (1986) Ectopic pregnancy – United States 1981–1983. MMWR 35:289–290

Hemminki E, Heinonen PK (1987) Time trends of ectopic pregnancies. Br J Obstet Gynecol 94:322–327

Lindblom B, Källfelt B, Hahlin M, Hamberger L (1987) Local prostaglandin F2alpha-injection for termination of ectopic pregnancy. Lancet IV:776–777

Mashiach S, Carp HJ, Serr DM (1982) Nonoperative management of ectopic pregnancy: preliminary report. J Reprod Med 27:127–130

Mettler L, Semm K (1987) Diagnostik und konservative Behandlung der Tubargravidität per pelviscopiam im Vergleich zur Laparotomie. Geburtshilfe Frauenheilkd 47:717–720

Rodi IA, Sauer MV, Gorrill MJ, Bustillo M, Gunning JE, Marshall JR, Buster JE (1986) The medical treatment of unruptured ectopic pregnancy with methotrexate and citrovorum rescue: preliminary experience. Fertil Steril 46:811–813

Zur Ätiologie der psychosomatisch bedingten Fehlgeburt

H. J. PRILL[1]

Mein Beitrag soll eine Ergänzung zu den vorangegangenen sein, und ich bitte zu berücksichtigen, daß ich keine scharfe Abgrenzung zwischen psychisch bedingten und somatisch bedingten Fehlgeburten beabsichtige. Inwieweit eine Fehlreaktion oder eine neurotische Fehlhaltung die Fehlgeburt bedingen, kann man weder statistisch noch im Einzelfall in der akuten Situation abschätzen. Wir sollten eine grundsätzlich andere Einstellung gewinnen und nicht unikausal denken, sondern die gegenseitige Induktion von Soma und Psyche erkennen, wie das Viktor von Weizsäcker in seinem Gestaltkreis grundsätzlich schon vor 60 Jahren dargelegt hat.

Für die therapeutische Arbeit geht es zunächst um das Verstehen der aktuellen Geschichte der Patientin, wie sie subjektiv von ihr erlebt und dargestellt wird, und erst danach müssen wir versuchen, zu einem eigenen Verständnis von Aktion und Reaktion der seelischen Funktionsabläufe, die sich im vegetativen Bereich ausgewirkt haben, zu kommen. Auch die medikamentöse Therapie wird dadurch differenziert.

Wie bei fast allen psychosomatischen Symptomen und Erkrankungen unterscheiden wir zwischen den vordergründigen aktuellen Anlässen einerseits und tiefenpsychologischen Fehlhaltungen andererseits, die sich in Persönlichkeitsmerkmalen ausdrücken können. Häufiger ist der aktuelle Anlaß nur der Auslöser, aber wie wir aus den Berichten seit der Jahrhundertwende schon wissen, kann auch ein allgemeiner aktueller Anlaß ohne tiefenpsychologische Fehlhaltung auslösend wirken. Bei einer besonderen psychosozialen Situation ist meistens der Persönlichkeitshintergrund entscheidend, ob es zu einer Symptomatik kommt oder nicht. Im Fall einer Arbeitsüberlastung kann es z. B. für die Wehenauslösung ausschlaggebend sein, ob die Patientin sich gehetzt oder „unter Druck" fühlt oder nur physisch erschöpft ist. Die Arbeitsquantität ist weniger von Bedeutung als eine ungenügende Frustrationstoleranz oder eine vegetative Dystonie.

[1] Vennerstraße 7, D-5400 Bonn

Aktuelle Anlässe

Aus vielfachen Beobachtungen und Tierversuchen läßt sich schließen, daß es sowohl unter akutem wie chronischem Streß zur Auslösung einer Fehlgeburt kommen kann. Unabhängig von der Ernährungssituation wurde während des letzten Krieges sowohl in England als auch in Deutschland eine erhöhte Abortquote festgestellt, wenn die Frauen sich psychisch überlastet fühlten. Roszkowski berichtete über 40 Schwangere mit akutem psychischem Trauma, die eine signifikant erhöhte Frühgeburtenrate hatten und in 12% ihre Kinder verloren. Nur in 20% fanden sich erhebliche Plazentaveränderungen, so daß man in 80% doch Streß als Abortursache ansehen mußte. Entscheidend ist, wie die traumatische Situation erlebt und die Erregung individuell unterschiedlich ins Somatische umgesetzt wird.

A. Mayer (1954) hat schon in frühen Jahren die Ursachen dieses „Schreck-aborts" aufgeklärt. Zunächst wurde angenommen, es käme zu einem Spasmus der Muskulatur und der Gefäße und damit zu einer Sprengung und Hämatombildung im intervillösen Raum und zu einer retroplazentaren Blutung. Da dies aber nur in der Minderzahl der Fall ist, trifft wohl eher die Vermutung von Roemer zu, daß ein ins Vegetative gehender Affektstoß zu einer plötzlichen Zervixöffnung führt und es danach meistens zur völligen Ausstoßung von Fetus und Plazenta kommt.

Charakterstrukturen beim habituellen Abort

Über die größte Untersuchungsreihe von habituellen Aborten berichtet Mann (1959) bei 175 Frauen nach 3maligem Abort, von denen nach Psychotherapie 81% ihre nächste Schwangerschaft austragen konnten. Er beschreibt 3 Gruppen von Frauen, die zum habituellen Abort neigen:
1. die Immaturen, d.h. Reifungsgestörte und Abhängige;
2. Frauen mit hysterischer Charakterstruktur, was zum primären Abort führen soll;
3. Frauen, die obsessiv sind und sich unzufrieden über ihre Partnerschaft äußern, wobei es dann eher zu einem sekundären Abort kommt.

Eigene biographische Untersuchungen

Ich habe 18 Frauen, die mindestens 2 habituelle Fehlgeburten erlitten hatten, erneut schwanger waren und eine drohende Fehlgeburt oder leichte Wehentätigkeit aufwiesen, bis zur 25. SSW psychodynamisch untersucht.

Dominierend waren bei fast allen eine ängstliche Erwartungsspannung und eine regressive Einstellung, die oft kindlich-naiv erschien. Dies führt häufig zu Handlungen, die allen präventiven Maßnahmen und Vorschlägen entgegengesetzt sind. Es resultiert ein oft abwegiges, den Abort fast auslösendes Verhalten, so daß man eine unbewußte Ambivalenz zum Kind vermuten kann.

Die Charakterstruktur dieser Frauen wurde geprägt durch eine egoistische Mutter, die kaum Liebe oder Mütterlichkeit zu geben verstand. Andere Frauen beschrieben ihre Mütter als gut, aber unfähig, ihre mütterlichen Aufgaben zu erfüllen. Auf gezieltes Befragen erwähnten 15 von ihnen, daß sie sich sehr nach Zuneigung sehnten, aber aus ihrer Sicht immer schroff – auch vom Vater – zurückgewiesen wurden.

Ebensoviele hatten Anorgasmie oder andere sexuelle Störungen. Sie fühlten sich in ihrer weiblichen Rolle unsicher. Die Unfähigkeit, schwanger zu bleiben, deuteten sie als ihre mütterliche Minderwertigkeit. Im Grunde übernahmen sie das Bild ihrer Mutter in ihre eigene Vorstellung. Wenn eine solche neurotische prämorbide Persönlichkeitsentwicklung erkannt wird, dann ist es dem Gynäkologen kaum möglich, diese psychotherapeutisch zu bearbeiten. Aber das Erkennen dieser Zusammenhänge ermöglicht es, vor einer erneuten Schwangerschaft eine psychotherapeutische Behandlung durchzuführen.

Psychosomatische Therapie

Bis heute wird bei drohendem Abort die Immobilisation durch Bettruhe als therapeutischer Faktor angesehen. Die Allgemeingültigkeit dieser Aussage ist zu bezweifeln. Vorteile bringt die Immobilisation sicher dann, wenn infolge körperlicher Überlastung oder unter psychischer Erregung Kontraktionen ausgelöst werden.

Bei der Hyperemesis ist dieses Phänomen der vegetativen Umstimmung durch Bettruhe besser untersucht. Etwa 70% der Frauen können allein durch Bettruhe von diesem Symptom befreit werden. Psychologisch handelt es sich um eine Regression bei ambivalenter Einstellung zur Schwangerschaft. Die Schwangere zieht sich zurück, sie sucht nach Geborgenheit, und wenn ihr diese auch nur äußerlich durch das Bett gegeben wird, kann sie sich entspannen.

Zu bezweifeln ist die Wirkung der Bettruhe, wenn die Schwangere beunruhigt oder unzufrieden ist. Wenn ein Ventil zur motorischen Abreaktion benötigt wird, so kann dies kaum durch Bettruhe erfolgen, sondern eher durch ruhiges Gehen oder eine Beschäftigung im Sitzen erreicht werden.

Wie Herms (1980) an Frauen mit Frühgeburten kasuistisch gezeigt hat, kann im Fall einer Klinikaufnahme das Ausgeliefertsein an das Personal oder das Verbot von Eigeninitiativen (Waschen, Toilettengänge u. a.) sehr belastend und frustrierend wirken. Weiterhin ist zu bedenken, daß die Schwangere aus ihrem

vegetativen Eigenrhythmus durch das meist frühzeitige Wecken und die veränderten Mahlzeiten in der Klinik gebracht wird. Es sollte also eine individuell
erträgliche Bettruhe angestrebt werden. Sedativa und Anxiolytika können die
negativen Gefühle gegenüber der erzwungenen Bettruhe nur teilweise ausglei-
chen.

Gesprächstherapie

Wir wollen hier nur die Gesprächstherapie behandeln, wie sie in Balint-
Gruppen erlernt werden kann. Es soll ein Miteinandersprechen sein, in dem die
Patientin ernst genommen wird, ihr zugehört wird, wir ihr eine emotionale
Zuwendung bieten und sie auf die relevanten Probleme langsam einengen. Mit
der einpersonalen Gesprächssituation, in der der Arzt erklärt und belehrt, sollte
Schluß gemacht werden und die Schwangere zu einer Äußerung ihrer emotionalen Erlebnisinhalte gebracht werden. Versteht der Arzt ihre persönliche Situation und versucht er, sie zu verbalisieren, so können die emotionalen Erfahrungen der Patientin bewußt und dann korrigiert werden.

Nehmen wir als Beispiel, daß die Schwangere uns eine besonders angstma-
chende Situation berichtet und man dann gemeinsam erarbeitet, wie die Patientin mit dieser Situation im allgemeinen fertig wird. Durch Erklären, Begreifen
und neue Handlungsschritte wird eine systematische Desensibilisierung ermöglicht.

Sind die Schwangeren allgemein ängstlich und unsicher, so haben schon
Javert 1958 und Clyne 1972 das „Tender-loving-care-Konzept" empfohlen. Die
Methode besteht darin, daß einer Frau mit Frühgeburtsbestrebungen das
bevorzugte Recht eingeräumt wird, den Arzt auch außerhalb der Sprechstunde
anzurufen, damit ihre Beschwerden angenommen und ihre Sorgen verstanden
werden. Die Gewißheit, den Arzt stets anrufen zu können, gibt ihr mehr
Selbstsicherheit. Sie möchte oft für uns ganz harmlose, sie aber innerlich doch
sehr bewegende Ungewißheiten beseitigt haben. In der Klinik empfiehlt es sich,
eine Ärztin oder einen Arzt als den persönlichen Arzt für eine solche Patientin
abzustellen, damit sie diesen verbalen Rettungsanker in ihrer Phantasie immer
vor sich hat. Sicher wird damit erheblich in die Privatsphäre des Arztes
eingegriffen, aber so oft kommt es nun auch wieder nicht vor, daß wir derartige
Patientinnen zu betreuen haben. Mit der notwendigen Geduld kann man hier
erstaunliche Ergebnisse erreichen. Irrmann (1978) berichtet, daß es in seiner
Klientel mit dem „Tender-loving-care-Konzept" nur in 1,8% zu einer Fehlgeburt kam, nachdem bis zu 36% der Frauen Symptome einer beginnenden
Störung der Schwangerschaft angegeben hatten.

Für die Gesprächsführung ist es nicht notwendig, ein bestimmtes Programm
vorzugeben. Es wird von den meisten Gesprächstherapeuten sogar abgelehnt

und dafür die intensive Anteilnahme an dem subjektiven Erleben der Schwangeren empfohlen. Um jedoch eine Einengung auf die auslösenden Konflikte zu bekommen, hat Herms (1980) vorgeschlagen, bestimmte Problemgruppen, die erfahrungsgemäß besonders konfliktbehaftet sind, obligatorisch in das Gespräch einzuführen.

So kann die Krankenhauseinweisung als Anlaß für das Gespräch genommen werden, um zum sozialen Hintergrund überzuleiten, z. B. ob die Restfamilie versorgt ist. Die Beunruhigung über das Nicht-zu-Hause-sein-Können kann ein Parameter der zu erwartenden negativen Spannung und Erregung sein.

Vielen Frauen macht außerdem die Einweisung selbst schon sehr viel Angst, da ihnen die ganze aktuelle Tragweite bewußt wird, vor allem, wenn mehrfach Untersuchungen vorgenommen werden.

Die Frage nach der Erklärung für den Eintritt der Blutungen oder der Symptomatik wird meist schon von den Frauen selbst beantwortet. Diese subjektive Vorstellung der Schwangeren ist für das Krankheitsverständnis sehr wichtig. Mitunter werden, im Sinne einer gesetzmäßigen Wiederholung, frühere Fehlgeburten oder frühere vorzeitige Wehen als Erklärung angeführt, die, wenn sie von der Patientin als schicksalhaft hingenommen wird, unterbewußt im negativen Sinne wirksam werden kann. Hinzu kommt die Profilierungsfreude mancher Kollegen, in der sie in für den Laien unverständlichen Erklärungen, Hypothesen und Prognosen ihre Kenntnisse verbreiten, aber damit zugleich auch Angst auslösen. Völlige Verwirrung und Unsicherheit kann entstehen, wenn unterschiedliche Beurteilungen gegeben werden.

Oft kann man der Patientin ja schon ansehen, ob sie ängstlich ist, gerade auch, wenn sie Angst verbal negiert. Besonders bei Schwangeren nach einer Tubargravidität erlebt man es immer wieder, daß die Angst vor einer ja höchst unwahrscheinlichen erneuten Tubargravidität sie innerlich beherrscht. Es genügt dann nicht, von einer normalen Schwangerschaft zu sprechen, sondern den Frauen muß per Ultraschall bewiesen werden, daß es sich nicht um eine erneute Tubargravidität handelt.

Frauen mit habituellem Abort muß man mitunter einen ängstlichen Tag gestatten. Sie müssen lernen, derartige Gefühle für sich zu akzeptieren und sie nicht ablehnen. Dadurch kann es zu einer allmählichen Distanzierung von ihrer Angst kommen, die dann nicht mehr so Ich-dominierend erlebt wird. Diese Gelassenheit kann natürlich auch durch das autogene Training vermittelt werden. Nur ist es bei den Fällen, die mit akuten Beschwerden in die Klinik kommen, zu spät. Zur Einübung für die Organeinstellung „Unterleib strömend warm" ist eine Einübungszeit von 4–6 Wochen erforderlich.

Literatur

Clyne MD (1972) Der habituelle Abort. Sexualmedizin 1:93

Herms V (1980) Psychosomatische Aspekte vorzeitiger Wehentätigkeit Habilitationsschrift, Universität Heidelberg

Irrmann M (1978) Risque et plaisir en obstetrique: la responsabilité actuelle de la médecine perinatale devant la naissance, les femmes et une politique de santé. Med Hyg 36:329

Javert CT (1958) Prevention of habitual spontaneous abortion with early prenatal care. Bull NY Acad Med 34:747

Mann EC (1959) Habitual abortion. Am J Obstet 77:706

Mayer A (1954) Psychotherapie. Bemerkungen zu der seelisch bedingten Sterilität. MMW 96:345–378

Roszkowski I Pers. Mitteilg.

Weizsäcker V von (1986) Gesammelte Schriften, Bd. 6. Suhrkamp, Frankfurt

H. Fendel, C. Sohn, Aachen

Dopplersonographie in der Geburtshilfe

Geleitwort von H. Jung

1989. IX, 115 S. 48 Abb. 24 Tab. Brosch. DM 98,–
ISBN 3-540-50058-8

Die bildliche Darstellung des Feten mittels Ultraschall ist eine Routinemethode in der Schwangerschaftsüberwachung. Mit Hilfe der Dopplersonographie kann nun auch der feto- und uteroplazentare Blutstrom gemessen werden. Für die geburtshilfliche Diagnostik lassen sich daraus wertvolle Aussagen zum prä– und subpartalen Verlauf gewinnen.

Das vorliegende Buch dient der Einarbeitung in die Methode. Deshalb werden zunächst Technik und Physik der Dopplersonographie erklärt und die praktische Durchführung der Untersuchung beschrieben. Zahlreiche Dopplerkurven dokumentieren die typischen Befunde bei normalen und pathologischen Schwangerschaften, z. B. bei fetaler Mangelversorgung, tokolytischer Behandlung, EPH-Gestose sowie unter der Geburt. Ein neue entwickeltes Punktsystem (Dopplerscore) hilft bei der diagnostischen Bewertung der Befunde.

Springer-Verlag
Berlin
Heidelberg
New York
London
Paris
Tokyo
Hong Kong
Barcelona

M. Hautmann, Passau

Atlas der Vagino- und Hysterosonographie

Unter Mitarbeit von H. Becker und H. Hötzinger

1990. XIV, 186 S. 139 Abb. 7 Tab. Brosch. DM 148,–
ISBN 3-540-51001-X

Vagino- und Hysterosonographie eröffnen der Ultraschalldiagnostik in Gynäkologie und Geburtshilfe neue Möglichkeiten. Gegenüber der perkutanen Untersuchung erlauben sie vielfach eine frühere und exaktere diagnostische Beurteilung und können so das therapeutische Vorgehen entscheidend beeinflussen.
Das vorliegende Buch führt in kompakter und übersichtlicher Form in die gynäkologische Endosonographie ein.
Der umfangreiche Bildteil zeigt die Ultraschallbilder typischer Befunde und erläutert sie anhand von Schemazeichnungen und kurzen Texten. Der sonographisch tätige Arzt erhält damit die Basisinformation für die Anwendung der Endosonographie in seiner Praxis.

Preisänderungen vorbehalten

Springer-Verlag
Berlin
Heidelberg
New York
London
Paris
Tokyo
Hong Kong
Barcelona

1678364R00087

Printed in Germany
by Amazon Distribution
GmbH, Leipzig